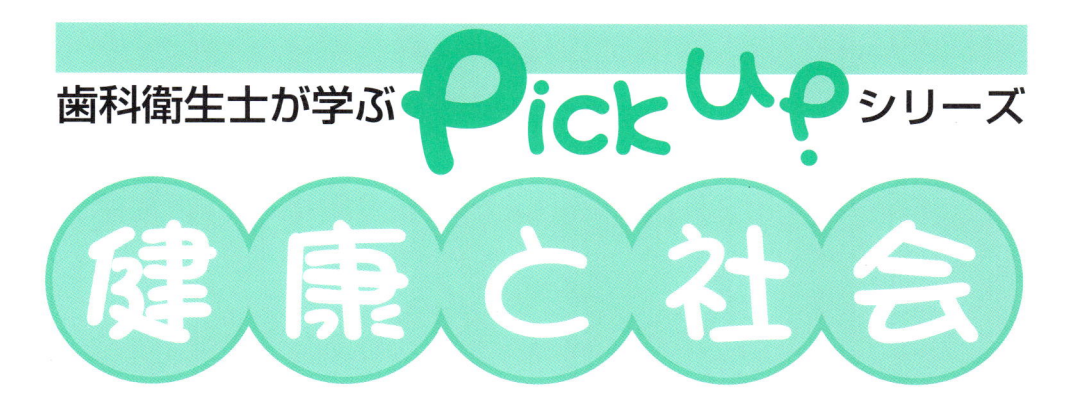

歯科衛生士が学ぶ Pick Up シリーズ

健康と社会

金澤紀子・末髙武彦／編著

合場千佳子・江田節子・小原啓子・金井恵美子
佐藤美津子・白鳥たかみ・藤原愛子／著

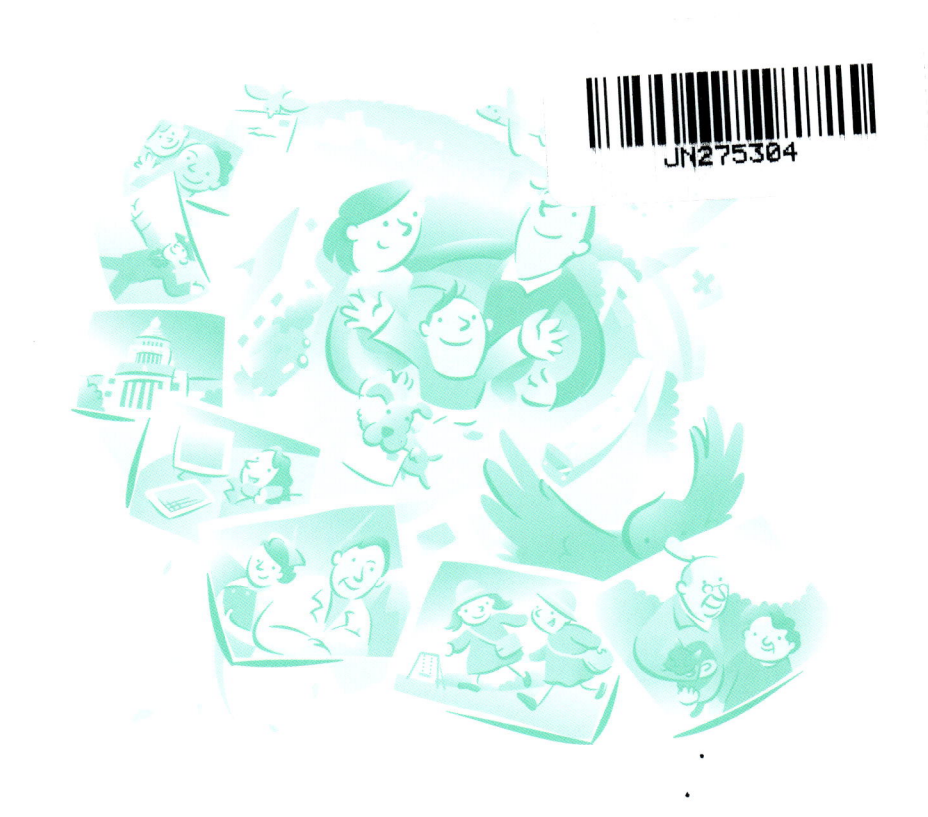

医歯薬出版株式会社

This book is originally published in Japanese
under the title of :

SHIKAEISEISHI GA MANABU PICK UP SHIRIZU — KENKŌ TO SHAKAI

(Selected Reading Series for Dental Hygienists — Health Sociology)

Editor :
KANAZAWA, Noriko
  Former President,
  Japan Dental Hygienists' Association
SUETAKA, Takehiko
  Emeritus Professor,
  The Nippon Dental University

© 2004   1st ed.

ISHIYAKU PUBLISHERS, INC.
  7-10, Honkomagome 1 chome, Bunkyo-ku,
  Tokyo 113-8612, Japan

はじめに Introduction

　歯科衛生士教育は，歯科衛生士の業務である〈歯科疾患の予防処置，歯科診療の補助，歯科保健指導〉を行うために，直接必要とする知識と技能をマスターすることを主眼として行われてきた．しかし，これからの歯科衛生士は，歯と口腔にとどまらず人々の健康や生活に関するさまざまなことに眼を向け，広い視野にたって歯科衛生士の業務を進めなければならない．このため，歯科衛生士の教育年限も2年以上から3年以上へと移行しつつある[※]．

　本書は，歯科衛生士を取り巻くこのような変化に対応できるように，その基盤となる「健康」と「社会」をキーワードとした教材として，永年歯科衛生士教育に携わってきた歯科衛生士教員が中心となって作成した．いま，振り返って歯科衛生士教育に関連する書物をみると，このような書物がいままでみられなかったことに驚きを感じている．

　本書は，次代を担う歯科衛生士学生が，質の高い健やかな日常生活を実践するうえで糧となるよう，歯科衛生士教育の1年次の基礎教養分野の教材として，さらに，口腔保健学や歯科保健指導論の領域を学ぶ基盤となる考え方を理解する教材として役立つであろう．また，すでに業務に従事する歯科衛生士においては，業務が医療から保健・福祉の面に広がるなか，本書で示す健康と社会に関する考え方を身につけ，患者さんや相手の立場に立って広い視野から業務を行ううえでおおいに参考となるであろう．

　また，本書は，歯科衛生士に対してこの分野でははじめての書である．今後，読者の皆様のご意見を取り入れ，よりよい書として育てていきたいと考えている．皆様の忌憚のないご意見をいただければ幸いである．

　おわりに，本書の刊行にあたり，お世話いただいた医歯薬出版の編集部の方々に，心より感謝の意を表するものである．

2004年3月

著者一同

[※] 2010年度以降入学の学生はすべて3年制以上の教育を受けることとなった．

目次 CONTENTS

序論 …………………………………………… 1

1章 健康ってなに？

Ⅰ 健康とは …………………………………… 6
1. 健康観について…6
2. 健康概念の変遷…7

Ⅱ 生活との関連でみた健康 ………………… 9
1. 健康に影響する環境…9
2. 健康に影響するライフスタイル…10

2章 個人をとりまく社会

Ⅰ 家族 ………………………………………… 13
Ⅱ 仲間集団 …………………………………… 15
Ⅲ 地域社会 …………………………………… 17
Ⅳ 社会規範 …………………………………… 18

3章 生活習慣と健康

Ⅰ 生活習慣とライフスタイルの変化 …… 20
1. 生活習慣の変化…20
2. 生活習慣と健康度…22

Ⅱ ライフスタイルと生活習慣病 ………… 24
1. 生活習慣病の状況…24
2. 生活習慣と健康課題…25
   1）栄養・食生活…25
   2）身体活動・運動…25
   3）休養・こころの健康…26
   4）喫煙・飲酒…26

4章 健康への取り組み

Ⅰ 人口の高齢化と課題 …………………… 29
1. 延びる平均寿命と人口構造の変化…29
2. 健康寿命の延伸へ…32

Ⅱ 生涯を通じた健康課題と健康観 ……… 33
   1）幼年期…33
   2）少年期…34
   3）青年期…34
   4）壮年期…35
   5）中年期…35
   6）高年期…35

Ⅲ 現代社会における健康支援 …………… 36
1. 健康支援の視点…36
2. 一次予防を重視した健康支援…36

Ⅳ 健康情報の活用 ………………………… 38
1. 情報に目を向けよう…38
2. 専門情報や各種基礎資料を調べるために…38
3. 健康情報をみる目を養う…40

5章 健康を支え合う仕組み

Ⅰ みんなでつくる健康 …………………… 42
1. 家族と健康支援…42
   1）社会化とケアの関係…42
   2）家族と機能……43
2. 地域社会と健康支援…44
   1）地域社会における支援…44
   2）地域における健康支援活動…44

Ⅱ 健康を支え合う人々……45
1. 医療・保健・福祉に従事する人々…45
2. 健康を支援するチーム…46

Ⅲ 健康を支え合う制度……47
1. 社会保障…47
   1）なぜ社会保障が必要か…47
   2）社会保障の変遷…48
   3）今日の社会保障…48
2. ヘルスプロモーション…50
3. 健康日本21（21世紀の国民健康づくり）…51
   1）国民健康づくり対策…51
   2）健康日本21…51
4. 健康増進法…52

6章 口腔保健からみた健康

Ⅰ 歯と健康……54
1. 現在歯数と食生活…54
2. 8020運動…55
3. 8020割合…55
4. 健康日本21における歯・口腔の健康…56
5. 歯科口腔保健の推進に関する法律…56
6. 歯と健康感…57

Ⅱ 生活と口腔保健……58
1. 口腔と機能…58
2. 環境がみえる口腔内…59
   1）口腔の変化に気づく…59
   2）齲蝕と砂糖…59
   3）虐待の早期発見…61

4）ストレスの影響…62
3. 口から食べる生活のために…64
   1）誤嚥性肺炎の予防…64
   2）口腔ケアの必要性…64
   3）口から食べることの効用…64

Ⅲ QOLと口腔保健……67
1. QOLの向上を支援する…67
2. 歯科医療の場からQOLの向上を支援する…67
3. 自立を支援する…68
4. ニーズを明らかにする…69
5. 他職種と連携して総合的に支援する…70

Ⅳ これからの歯科衛生士……71

索 引……74

コラム
- 「健康」の使いはじめ……7
- 環境学習の推進……11
- 仕事と生活の調和の考え方……16
- BMI……21
- サイレントキラーと死の四重奏……27
- 老人神話……31
- いのちや健康に関する"観"ということ……33
- インターネット上の医療情報利用の手引き……39
- 身近な健康増進法―喫煙にみる例……52
- いつもと違う歯周検査結果……59
- ペットボトル症候群……61
- 食育について……66
- 歯科衛生士の由来……72

● 執筆分担（敬称略）●

序論 ―末高武彦

1章 健康ってなに？
  Ⅰ 健康とは ―白鳥たかみ
  Ⅱ 生活との関連でみた健康 ―合場千佳子

2章 個人をとりまく社会 ―合場千佳子

3章 生活習慣と健康
  Ⅰ 生活習慣とライフスタイルの変化 ―白鳥たかみ
  Ⅱ ライフスタイルと生活習慣病 ―佐藤美津子

4章 健康への取り組み ―金澤紀子

5章 健康を支え合う仕組み
  Ⅰ みんなでつくる健康 ―金井恵美子
  Ⅱ 健康を支え合う人々 ―金井恵美子
  Ⅲ 健康を支え合う制度 ―江田節子

6章 口腔保健からみた健康
  Ⅰ 歯と健康 ―小原啓子
  Ⅱ 生活と口腔保健 ―小原啓子
  Ⅲ QOLと口腔保健 ―藤原愛子
  Ⅳ これからの歯科衛生士 ―末高武彦・金澤紀子

序論

序論 introduction

　「自分一人の力で生きていると考えているようだが，大間違いだ」と，小さいころに親にいわれた人もいるだろう．親と子，家族，家庭は社会の最も小さな単位であり，この単位がもとになって友人やその他の人々，そして地域社会をはじめとするさまざまな社会の輪へと関連が広がっていく．私たちは，「社会のなかに自分」があり，家族だけではなく社会の人々の庇護のなかで育ち，これからも社会のなかで生活していくのだ．

　健康な日常生活のなかで，ときには健康を害することによって，身体に痛みを感じたり生活や行動が抑制されたこともあるだろう．健康のありがたさは病気になってはじめて知るともいわれる．特に若いうちは，「病気」については身体の変化として実感できるが，「健康」について考えることは少ないのではないか．保健体育などの授業を通じて概念として健康を理解していたとしても，実感として「健康な自分」をどの程度認識しているだろうか．

　いま医療は，科学技術の進歩によって高度化し，専門分野が細分化しており，遺伝子操作や臓器移植についてもしばしば耳にする．しかし，そういった先端技術に目を向けた臓器を単位とした医療が進む一方で，生活するヒトを単位とする，患者さんとの関わりに主眼をおいた医療が重要視されるようになってきている．そこでは患者さんとの信頼関係に基づく，患者さんの生活行動を考えた治療やリハビリテーションが求められている．

　医療は，医療者側を主体とするのではなく，患者さんを含む一般の人たち医療を受ける側を主体として考えるものである．そうであるならば医療者は，相手を患者としてだけでなく一人の生活する人として接し，一生を通じて健やかに生活が営めるよう病気の治療のみならず，病気の予防そして健康の保持増進について支援していかなくてはならない．つまり，医療施設のなかだけではなく一人ひとりが日常生活のなかで，どうしたら健康を保持増進できるかを考えていくのである．

　この本は，第一の目的としては，歯科衛生士をめざすみなさんに，歯科衛生士の専門教育を受ける原点として，「健康」を理論として身につけるのではなく，自分自身の「社会＝日常生活」のなかでどのように身につけたらよいか，考えそして行動していただくために作成した．よって，「健康」と「社会」を結びつけて学んでいただきたい．

　みなさんの生活はそれぞれが同じ部分もあれば異なる部分もある．したがって，みなさんの考えや行動が全員同じになることは考えられない．一人ひとり違う生

活や社会背景を背負う周囲の人々と接していくには，そういった異なる生活の基本となる考えや行動を認めることが大切となる．このことは，患者さんに接するうえでも基本となる態度である．

　歯科医療は，病気の治療として考えると，人体の一部である口腔の病気（齲蝕＜むし歯＞や歯周病）を治療することになる．しかし，健康の保持増進面から考えると，口腔の機能（嚙む，飲み込む，息をする，話す，味わうなど）を一生にわたって使えるようにする必要がある．なぜなら，口腔の機能は生命を維持するだけでなく社会生活を営むためになくてはならないものだからである．

　治療が主体の歯科医療では，一部の疾患を除き一般的には口腔の病気が生命に関わるとはほとんど認識されていなかった．しかし，歯がなくなったりまた歯肉が傷んだりして，食事が摂れなくなったり話が相手に伝わらなくなったらどうだろうか．口腔のもつ機能を考えるならば，一生を通じた口腔の機能の保持増進が社会生活〈生活の質〉に影響することがわかる．いま，歯科においても病気の治療中心の医療から，病気を予防し健康を保持増進する医療への転換の必要性が叫ばれている．

　歯科衛生士の仕事は，歯科疾患の予防処置，歯科診療の補助，歯科保健指導と法律に定められている．歯科衛生士は，このような仕事を通じてまさに国民の健康を保持増進し，高齢になっても寝たきりとならずに生涯を過ごす基盤をつくる専門職である．

　また，歯科衛生士の職場は，歯科医療施設のほか，保健所や市町村保健センター，介護関連施設などであり，その対象も患者さんとして接する人々をはじめ，地域に住む子どもからお年寄り，介護を必要とする人々など多岐にわたる．この本の第二の目的は，歯科衛生士の仕事を行う際に単に口腔だけに眼を向けるのではなく，健康の重要性を認識し社会＝日常生活の視点に立って健康を保持増進する「支援者」となる基本を身につけることである．一人ひとりの日常生活における考え方や行動に違いのあることはすでに述べたが，各々の生活の質の向上は自分自身で求めていくものであり，歯科衛生士によって与えられるものではない．ここに「支援者」という言葉を用いる意味がある．

　健康に関しては「健康増進法」が，歯科口腔保健の領域に関しては「歯科口腔保健の推進に関する法律」がある．歯科衛生士が仕事をする場合にはどのような職場でも，法律の精神を理解することが大切となる．この本ではこれらの法律の精神についても触れている．衛生行政や保健医療福祉に関する法律についての学びとともに，二つの法律の精神について理解してほしい．

　「健康」を学ぶことは，健康の理論を理解することではない．社会のなかで質の高い健やかな日常生活を実践することである．また，医療従事者においては，患者さんや住民の，質の高い健やかな日常生活を支援することである．みなさんの学びにこの本が役立てば幸いである．

本編

1章 健康ってなに

I 健康とは

1 健康観について

　私たちは「病気かどうか」という問いに対してはその経験から答えることはできても，「あなたはいま"健康"ですか」「その理由は」と尋ねられたらなんと答えるか．「どこも悪いところがないから健康だ」「風邪をひいているから健康ではない」という疾病との比較で答えるだろうか．または，「よく眠れるから」「毎日楽しいから」などの日々の体調や満足感から答えるだろうか．

　人生80年時代を迎えたいま，健康は保健・医療・福祉に関わる専門職にとってはもちろんのこと，一般の人々にとっても重要な課題になってきている．私たち歯科衛生士は「口腔」を通して人々の「健康」を支援する担い手であるため，人々の「健康観」を知っておく必要がある．

　まず，その「健康観」を自分自身でとらえ，これから私たちが目指す健康とは何であるのかを考えてみよう．

　健康は古代から老いと死に並んで，人々の関心の的となってきた．しかし，健康とは何かを定義することは，実は簡単ではない．そして今日まで，社会的な背景などの影響を受け健康はいろいろな観念からとらえられ，単純に疾病がないことを健康な状態としてきた考え方から，身体的な面だけでなく精神的，社会的にも健全な状態であることを明示したWHO（World Health Organization，世界保健機構）の定義まで，さまざまに変化している．

　わが国では1946（昭和21）年に制定された日本国憲法（第三章「国民の権利義務」）第25条において，「すべての国民は，健康で文化的な最低限度の生活を営む権利を有する．国はすべての生活面において，社会福祉，社会保障及び公衆衛生の向上及び増進に努めなければならない」と定め，健康を国民の基本的人権として位置づけ，国をはじめとする公の責任でこれを増進するものとしている．また，権利とは他から与えられるものではなく，自分自らが獲得するものであるが，そのための要件は国家的責任において整備されるべきものと解釈することができる．

2 健康概念の変遷

健康についての概念は 1946（昭和 21）年の WHO 憲章の健康の定義を節目として大きく変化してきている．それ以前は疾病中心の健康観，それ以降は人間を相対的にとらえた健康観である．

WHO 憲章以前では，古代・中世の自然・神・人間との関係でとらえられた健康観，ルネッサンス以降の近代科学の発展に伴う自然科学優位の健康観，ひいては延命を最高価値とする生命の量としての健康観が出されている．つまり WHO 憲章が出されるまで，健康は主として身体面のみが重視される傾向にあった．

WHO 憲章ではそれまでの身体中心の健康観に対し，「健康とは，身体的，精神的，社会的にも完全に良好な状態をいい，単に疾病あるいは病弱でないということではない」と定義した．そして，この定義は社会的な側面を取り入れた画期的な概念として，また簡明で要を得た概念として 1970 年代まで保健医療従事者に長く受け入れられてきた．

しかし，WHO の定義における「完全に良好な状態」という文言が抽象的で曖昧であるともいわれている．また，「完全に良好な状態」は確かに理想ではあるが，検査結果の数値だけで健康を区切っていけば，多くの人が健康ではないということになる．また，障害がある人は健康ではないのか，高齢とともに何らかの慢性疾患がある人は皆，健康という範疇から除外されてしまうのだろうか．

たとえば，パラリンピックの選手たちのように障害がありながらもすばらしい記録に挑戦したり，手が使えなくてもすばらしい絵や歌をつくって私たちに感銘を与えてくれる人々はどうだろうか．障害または何らかの慢性疾患を有していた

---

column

「健康」の使いはじめ

わが国で「健康」という言葉が使われたのは江戸時代末期からであり，それまでは「丈夫」「健やか」というような言葉が使われていました．江戸時代中期の医師であり儒学者であった貝原益軒が 1713 年に著した『養生訓』においても用いられていませんでした．

高野長英は 1836 年ごろ出版した，漢方医学と西洋医学とを比較した『漢洋内景説』で「健康」という言葉を用いています．また，緒方洪庵は 1849 年に出版した『病学通論』で，健康を「身体の構造や機能が医学的根拠に基づいて異常でない状態と客観的に判定されたもの」と定義しました．その後，緒方洪庵が開いた「適塾」の塾頭を務めた福沢諭吉は，『西洋事情初編（1866年）』『学問のすすめ（1872 年）』『文明論之概略（1875 年）』などで「健康」の重要性を述べています．

なお，詳しく知りたい場合は，『「健康」の日本史』[1] をご覧ください．

表1-1 健康概念

健康概念	内容
1. 生命の量すなわち延命としての健康	延命を最高価値とする生命の量としての健康観である．
2. 絶対的価値，理想としての健康	WHOの健康の定義が該当し，幸福追求の1つと考えられる．
3. 生命の質，いわゆるQOLとしての健康	生命の質を最高価値とした健康観で，延命を最大価値とする生命の量に対峙する健康観である．
4. 主体的活動としての健康	健康は主体的条件によって決定されるとする健康観である．
5. 個別性のある健康	健康が個人の価値観，死生観によって影響を受けるとする健康観である．
6. 多面性のある健康	健康が歴史，文化，経済，社会などによって影響を受けるとする健康観である．
7. 公共性のある健康	健康はすべての人の権利であるとする健康観である．

としても，社会のなかで生き生きと自分を表現し，自分の生き方に満足している人は自らを健康だと受け止めているであろう．

1980年代になると，医療技術の急速な進歩や慢性疾患の増加，人々の生活に対する価値観などの変化により，病気や障害がありながらも生活している人々が，いかに生活の質を高め，自己実現していくかが大きな課題となってきた．すなわち，WHOの健康の定義が万人に共通なものとして受け容れられることが困難になり，1980年代以降，さまざまな新しい健康観が提唱されている．

このことは「健康」という概念がきわめて多義的にとらえられていることのあらわれであると同時に，時代の要請や人々の健康観によって変化しうるものであるということを示している．いずれの健康観にも共通するのは，「健康」を保健医療だけでなく，歴史，文化，経済，哲学，そして社会学など広い視点からとらえることの必要性を指摘している点である．さまざまな健康概念の内容を整理すると7つに区分することができる（表1-1）．

健康の概念は，単に医学的に心身が良好な状態かどうかという軸だけでなく，個人の幸福追求と自己実現という軸，人間と環境（自然・社会）との調和という軸を含めて，健康をとらえていく必要があるといえるだろう．

そして1990年代後半からは，健康を阻害する要因ではなく，生成する要因にも着目する時代になってきたのである．

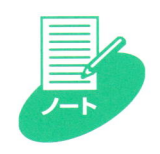

ノート

■オプティマル・ヘルス

心も身体も生き生きとして最高の健康状態のことをいい，70歳なら70歳でつくりうる最高の健康，75歳なら75歳の，80歳なら80歳の，そのときそのときの年齢での最高の健康状態を表している言葉．

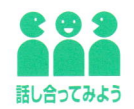

話し合ってみよう

健康とは何かを自分たちの言葉で表現してみよう．

II 生活との関連でみた健康

　人間が本来もち合わせている遺伝や老化などの生物学的な要因，人間を取り巻く大気や水などの自然環境，そして家族・食生活・医療制度や保健行政といった社会生活との関わりによって健康は保たれている．健康の質を高めて，生き生きとした，社会的にも充実した生活を送るためには，健康にとってよい環境とは何か，どのようなライフスタイルを過ごせば健康にとってよいのかについて理解する必要がある．

1 健康に影響する環境

　環境は健康と深く関係し，その環境が変化すると生体も影響を受けやすいとされている．
　現在，「世界では約5人に1人が安全な水を利用できない」といわれており，とくに開発途上国における水質安全の確保が遅れている．その理由の1つに，国の経済状態や社会情勢が厳しく上水道の整備などが遅れていることなどがあげられる．この場合，健康は自分のおかれている社会環境に左右され，個人レベルでは健康が確保しにくいといえるだろう．
　上記のことは社会環境が向上すれば好転する．その一方で，生活レベルの向上は必ずしも健康にプラスに働いているばかりではない．社会情勢や生活習慣の変化により，自然環境が徐々に破壊され，健康に悪い影響を与えるというマイナスの一面もある．
　自然界では，人間社会がもたらす環境破壊や汚染などによって生態バランスの崩壊がはじまっている．私たちの周りでも，自動車の排気ガス中の有毒物質による大気汚染は喘息を引き起こし，フロンガスなどによってオゾン層が破壊されることにより紫外線が増加し，皮膚がんや白内障の発生率が高まっている．また，ヒートアイランド現象や地球温暖化による熱中症は，従来高温下での作業で発生する症状だったが，現在では日常生活における発生も増加している．脱温暖化戦略の取り組みとして，低炭素社会（CO_2の排出量の少ない産業・生活システムを構築した社会のこと）の実現を目指した街づくりを提案する事例も多くなってきた（図1-1）．さらに，生活廃水や工業排水による河川の汚染により，水道水の質の低下がみられる．さらにマンションなどの貯水タンクの汚れなども問題になっている．おいしくて安心な水を求めて，浄水器を使ったり，ミネラルウォーターを利用したりということが私たちの日常生活で普通のことになっている．
　それゆえに，私たち1人ひとりの生活のあり方と健康によい環境づくりは密接に関連があるといえるだろう．

ノート

■低炭素社会
化石エネルギーに依存した社会から脱却し，CO_2の排出量が少ない産業・生活システムを構築した社会のこと．これまでの大量消費に生活の豊かさを求める社会から家族やコミュニティーとの絆，健康，自然との触れ合い，もったいないの心などに価値を置くことにより，生活の質を高めることを志向する．

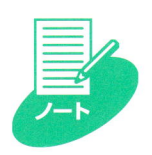

■地球温暖化
国際的な専門機関であるIPCCの報告書によると，世界の平均気温はこの100年間で0.74℃上昇している．気象庁によると，日本の平均気温は1.1℃上昇している．

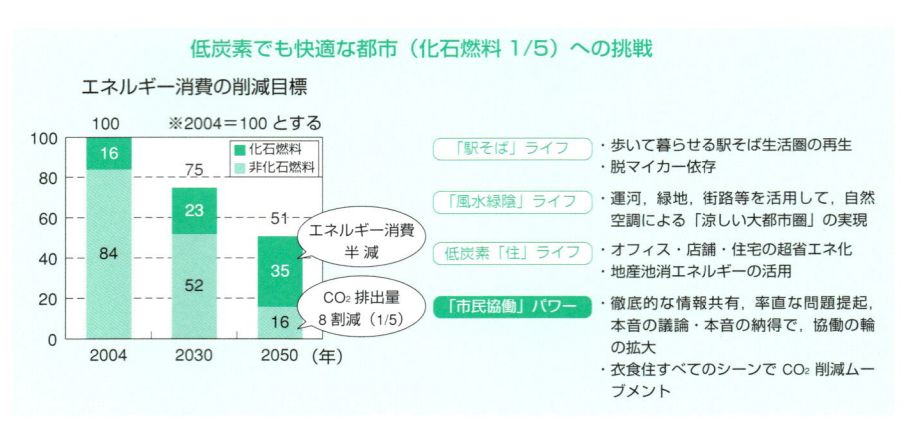

図1-1 低炭素社会をめざして
名古屋市では2050年の低炭素社会の実現をめざして「環境モデル都市」で提案した「低炭素でも快適な都市（化石燃料1/5）への挑戦」をたたき台として、「脱温暖化2050 なごや戦略（仮称）」づくりを進めている．
資料：名古屋市環境局，平成20年度名古屋市環境白書より

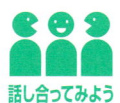

> **話し合ってみよう**
> 毎日の生活を振り返り，環境にとって好ましいライフスタイルをあげ，実践できる取り組みを話し合ってみよう．

2 健康に影響するライフスタイル

社会情勢やライフスタイル（3章 p.20 ノート参照）が変化すれば，それに伴って健康の質も変化する．ここでは働く女性のライフスタイルを例にとって健康を考えることにする．

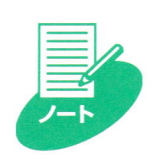

ノート

■**労働力調査**

「労働力調査」とは政府からだされている指標で，この調査の結果は景気を判断する指標の1つである．調査例として以下にいくつかあげる．
厚生労働白書：共働き世帯の増加，世代別にみた女性の労働力率の変化など．
男女共同参画白書：性・年齢階級別労働力の推移（M字型カーブ）など．

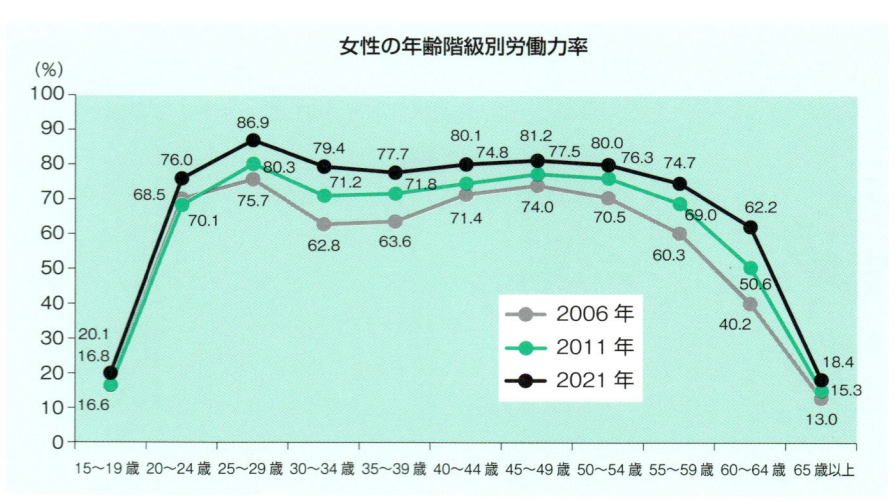

図1-2 女性の年齢階級別労働力率
資料：総務省統計局「労働力調査」より

わが国の家族構成は昭和50年代には三世代世帯（祖父母・親・子）が主流であったのに対し，近年では世帯規模が縮小し，夫婦と子，夫婦のみといった核家族や単独世帯が急増している．また女性の年齢階級別労働力率の曲線（M字型曲線）も変化し，2006（平成18）年と比べ多くの年齢階級で上昇している．上昇幅が最も大きいのは60〜64歳である（**図1-2**）．M字型は少しずつ浅くなっているものの，欧米諸国の台形型には至っていない．これらは，未婚者だけでなく，既婚の女性の労働力率の増加や晩婚化，出産年齢の高齢化の影響を受けているといえる．

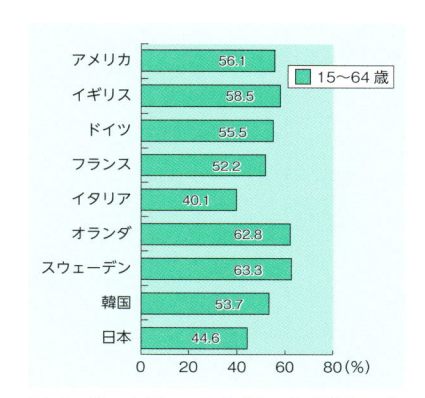

図1-3　15〜64歳の主要国の女性の労働力率
資料：ILO "ILOSTAT Database"（2022.8）

アメリカ 56.1
イギリス 58.5
ドイツ 55.5
フランス 52.2
イタリア 40.1
オランダ 62.8
スウェーデン 63.3
韓国 53.7
日本 44.6

しかし，わが国の女性の労働力率はバブル崩壊以降停滞し，その水準はイタリアよりは高いもののその他の欧米諸国よりも低い実情にある（**図1-3**）．

女性の社会進出が進み，仕事をもつ女性がこのような状況のなかで健康を保つには，自分の身体や心に対するケアや気配りが必要になる．仕事が忙しいからといって食事を抜いたり，睡眠時間を削るなどの無理をすると，身体のリズムが乱れ体調を崩してしまう．とくに食事に関しては，インスタント食品やレトルト食品，外食中心の生活が栄養のバランスを崩す原因にもなり，生活習慣病を発症させる方向に働く．以前は男性の疾患と思われていたアルコール性肝障害，高血圧，心臓病が女性のあいだでも増加している．

また，転職や配属転換で仕事内容が変わったり，結婚・出産・離婚などライフステージの変化，人間関係のトラブルなども加わって，心にもリスクが生じやすくストレスを感じることが多い．仕事をもつほとんどの女性は働く環境に大きく影響されているといえる．社会では，男女雇用機会均等法の流れから女性と男性との差別がなくなりつつあり，女性の労働時間が長時間化している．このような

column

改正 育児・介護休業法のスタート

2017（平成29）年3月に育児・介護休業法が公布されました．「育児は女性の役割である」という認識から，男性の育児参加を促進するために育児目的の休暇を新設しています．それぞれの自治体では，働きながら育児をする，働きながら介護をするケースが増えている現在，これらの人々を支援する取り組みが求められています．なかでも，"イクメンプロジェクト"は興味深い取り組みの1つです．自分の住んでいる行政のウェブサイトを開いてみるとよいでしょう．

環境のなかで仕事をもちながら健康を保つためには，自分のライフスタイルの点検が必要不可欠である．「元気で長生き」を実現するためには，自分の健康は自分で守るという考え（セルフメディケーション）を持つことが大切である．

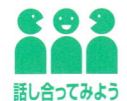

> **話し合ってみよう**
>
> 結婚することや子どもをもつことは，健康に影響する社会要因といえるだろうか．結婚や子育て，人工妊娠中絶について認める立場と，それを否定する立場とに分かれて意見を出し合ってみよう．

参考文献

1) 北沢一利：「健康」の日本史．平凡社，東京，2000.
2) 三浦悌二ほか：健康と環境の科学．南山堂，東京，2003.
3) 和唐正勝ほか：図解 最新保健．大修館書店，東京，2000.
4) 環境省編：平成14年版環境白書．ぎょうせい，東京，2002.
5) 国立環境研究所ニュース編集小委員会：国立環境研究所ニュース．国立環境研究所，つくば，2002.
6) 国立社会保障・人口問題研究所：第12回出生動向基本調査．東京，2002.
7) 加藤寛監修：ライフデザイン白書2002-03．第一生命経済研究所（矢野恒太記念会），東京，2002.
8) 厚生統計協会：国民衛生の動向．第6章．環境要因による健康影響に関する取り組み．東京，2008.
9) 名古屋市環境局：平成20年度名古屋市環境白書．
10) 厚生労働省：平成23年版働く女性の実情．

2章 個人をとりまく社会

　社会とは複数の人々が1つの空間に集まり生活を営む集団であり，そしてそこに集まっている人々と，人々の結びつきで成り立っている．

　人間の集団である社会には，いろいろな大きさや性質がある．家族なども1つの社会であり，身近なところでは学校，職場，地域社会，大きくは国民，民族などもそうである．これに限らず社会には数えきれないほどの集団があり，その集団のなかに個人が存在する．

　家族のように自分では選べない集団もあるが，現代では，個人の思いや行動で所属する集団を決定できる状況が拡大している．人々は一般的には孤立を好まず，何らかのつながりを求めたがる．また，個人のもち合わせている個性は文化や社会の影響を強く受けており，多様な価値観が形成されているといえる．これらの傾向から，人々は自分の価値観や目的に応じて複数の集団を形成するという行動様式をもっている．

　自分が所属している集団はどのようなものだろうか．

　この章では，個人を取り巻く社会について考えてみよう．

I……家族

　家族は社会の一番小さな構成単位で，人々がはじめて触れる身近な社会である．その小さな社会は，もっと大きな社会で生じる複雑な人間関係に立ち向かう自立に向けての行動を訓練し習得する場であるともいえる．

　わが国における家族の構成規模は，第二次世界大戦後，伝統的な農村の大家族から近代的な都市の核家族へと推移し，さらに，高度成長期の典型的家族構成であった子ども2人に父母という家族構成から，最近では子ども1人の家族が多い状況に変化している．

　現代の若い世代は，夫婦単位の生活を非常に大切にする．その結果，家族類型も変化し結婚後も親と同居するケースは減り，独立して自分らしい生活や個人的な目標を

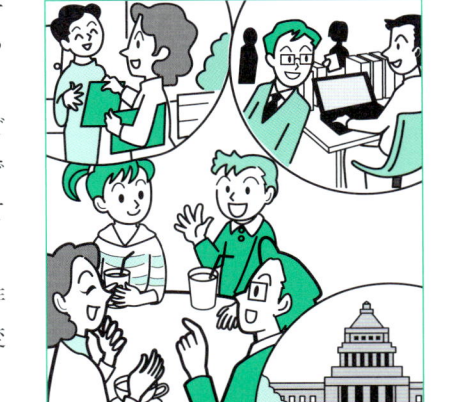

ノート

■**家族類型**
夫婦家族制：結婚によって成立する夫婦を中心とする家族（イギリス，アメリカ）．
直系家族制：子のうち1人だけが結婚後も後継ぎとして親と同居する家族（日本，フランス，ドイツ）．

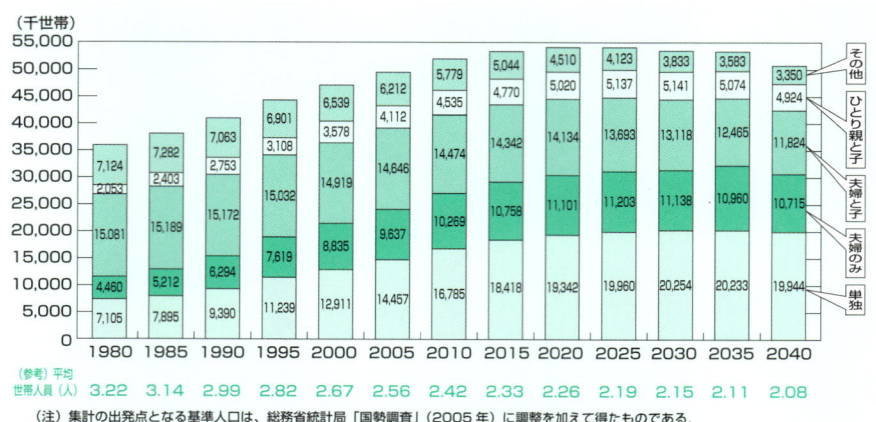

図2-1　家族類型別一般世帯数と平均世帯人員の推移
資料：国立社会保障・人口問題研究所「日本の世帯数の将来推計（全国推計）2018年1月推計」より

高齢者は経済に困らないようにするために「親子同居」をする傾向にある．

・日本の親子同居率

高齢者の子との同居状況の国際比較（％）		
	本人と子（男）	本人と子（女）
日本	25.2	27.8
アメリカ	8.0	7.4
ドイツ	7.5	6.3

資料：内閣府「第9回高齢者の生活と意識に関する国際比較調査」より

・同居率を高くする要因
　農業世帯，自営業世帯，高年齢，配偶者が無い，住宅が広い，持ち家である，親が要介護状態であるなど

図2-2　欧米と比べた日本の親子同居率

大切にしようという傾向が強まっている．また，未婚女性が理想とするライフコースでは，結婚し子どもをもつが仕事も一生続ける，という家庭と仕事両立型が増加傾向を示している．

　夫婦間で家事の分担を十分に話しあい，男女間の役割について社会的通念や慣習を改め，育児休暇制度を大いに利用するなど，新たな家族の仕組みが広まっている．

　最近の家族形態の変化では単独世帯が急増していることも見逃せない現象である．具体的には家族類型のうち「夫婦と子から成る世帯」は年々低下しているが，「夫婦のみの世帯」や「単独世帯」が増加している．また，世帯主が65歳以上の世帯についても今後は「単独世帯」の割合が増加し，2030年には37.9％（2018年推計）に達する見込みである（**図2-1**）．高齢者の多くは単独世帯であり，子

どもとの同居率は年々低下している．しかし，海外に比べ日本の親子同居率は高い．その理由として高齢者は子どもに経済的な支援や介護に対する負担を軽減するために同居を求めることが多い点があげられる（図2-2）．高齢者が何らかの疾患になった場合，家族による直接的な介護は難しくなっているが，施設での介護も国の財政事情から必ずしも十分とはいえない状況である．国の施策においても高齢者が自宅で生活しながら介護サービスを受けられる在宅ケアが推進されている．これからは家族の機能も少子高齢社会に合ったスタイルに変化していくと考えられるだろう（5章 p.43 参照）．

> 話し合ってみよう
>
> 単独世帯の増大は，自分の家族や地域，社会にどのような影響を及ぼすだろうか．みんなで考えてみよう．

II　仲間集団

　仲間集団とは，個人が家族以外の人々と社会的な関係を保ち，その成長にとって重要な意味をもつ集団のことをいう．この集団は，ときには同年代という横のつながり，ときには年齢に幅のある縦のつながりをもちつつ重なりながら広がっていくという特徴がある．そして個々人がそれぞれの集団に積極的に参加することでコミュニケーションが発生すると考えられる．

　子どもは，成長して自立性が育ってくると家族以外の同年代の子どもと友だちになりたがり，何か共通するものがあればそのつど仲間集団を形成する．たとえば，リカちゃん人形をもっている子どもたちの輪や，習いごとを中心とした子どもたちのサークルが存在している．人との触れ合いが少ない現代の核家族では，このような仲間集団を通して子どもの社会性が形成されていくのである．

　ところが核家族・少子化の進んだ現在では，親同士のつながりが希薄になっており，社会から孤立した母親と子どもをみかけるケースも増えてきた．いわゆる「公園デビュー」が若い世代のお母さんたちのあいだで話題になるのも，その影響を受けているといえる．また，昔のような地域ぐるみの助け合いが薄れ，相談できる人が少なくなり，孤独な子育てを強いられている親による児童虐待も起きている．虐待により児童が死亡する事件も増え，最近では地域で行われている健診などで児童虐待が表面化することも多くなっている（6章 p.61 参照）．

　教職員および年齢の違う学生の集団からなる学校は，子どもの成長にとって非常に重要な時期である学童期から青年期までを過ごす集団であり，教育機能のほかに社会機能も果たしている．この学校という集団はコミュニケーション能力の向上や社会性の形成に果たす役割は大きいが，ときとしていじめがあったり，登校拒否，校内暴力といった事態もみられる．これらの現象は，幼児期からの親子

関係の不安定さや成長過程において世代の違う多様な人々との触れ合いが不足していることなどが影響する．

青年期から人生の多くを過ごす職場は仲間集団の主要な場の1つであり，ともすれば家族と過ごす1日の時間よりも長く一緒にいることが多い．職場は他の集団と比べて構成する要素が最も違うオフィシャルな集団といえ，まさにいろいろな人々が集まり，いろいろな体験に基づく意見を出し合って業務を遂行している．したがって，このような集団だからこそ個人の社会性，客観性の形成が他の集団より強く養われる．また，職場での就業形態は多様化しており，業務が円滑に進められるためには何よりもチームワークが必要になる．1人ひとりが職場で何のために何をしなければいけないのかを理解し，自立的で能動的な仲間集団として業務を展開することが望ましいと考えられる．

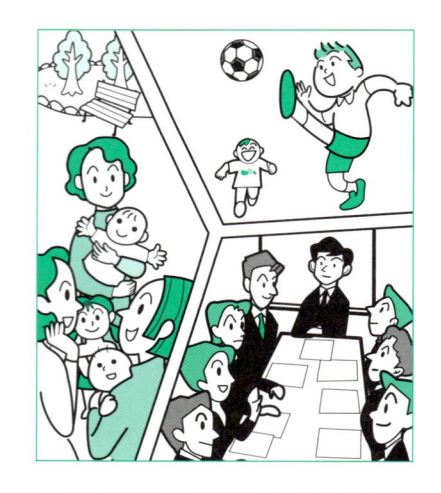

しかし，労働時間は週35時間未満と週60時間以上の雇用者割合は共に上昇し，長短二極化の傾向がみられる．

仲間集団は，学校や職場だけでなく地域においても形成される．これは子どもを通じたものばかりだけでなく，自らの趣味を通じたサークルやカルチャーセンターにおいても仲間ができる．たとえば現役から引退した世代ではシルバー人材センターや，ボランティアセンターなどを新たな働き場所とし，地域社会に貢献する集団として有意義に活動しているケースもある．

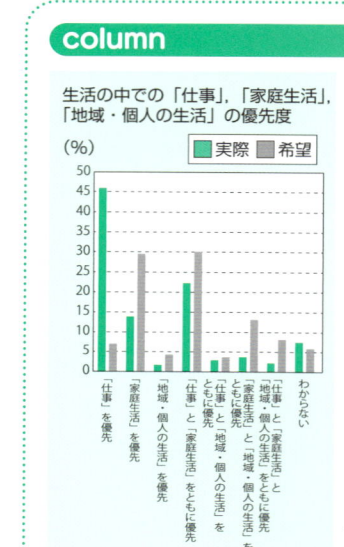

ノート

■非正規雇用（フリーター）

15～34歳で，男性は卒業者，女性は卒業者で未婚の者のうち，①雇用者のうち「パート・アルバイト」の者，②完全失業者のうち探している仕事の形態が「パート・アルバイト」の者等と定義されている．

column

ワーク・ライフ・バランス

生活と仕事の調和に関する意識調査によると，現実は「仕事を優先」の割合が高い傾向です．その結果，長時間労働では，心身の疲労から健康を害するケースやトラブルも多く報告され，仕事と生活の調和の観点からも望ましくない状況といえます．その反面，理想の働き方は，「仕事と家庭生活，地域・個人の生活をともに優先すること」の割合が高く，現実とのギャップが明らかであり，ワーク・ライフ・バランスが確保できる環境を早急に整備することが求められています．

資料：内閣府 男女共同参画局仕事と生活の調和推進室「ワーク・ライフ・バランスに関する個人・企業調査報告書」（2014年5月）より

Ⅲ 地域社会

　地域社会とは人間のつくる集団の1つで，私たちのまわりで一番小さな社会が家族であるのに対し，地域社会は市町村の住民集団から国家までといった巨大な集団を含む．明治以降の近代化に伴い，産業構造の変化，都市部への人口移動や都市型の生活スタイルが広がってきたことによって，地域社会のあり方も大きく変容している．また，個人にとって地域社会は個々の身近な問題とも関係が強いにも関わらず，住民の生活と地域の関わりは希薄化し，地域社会への参加に消極的な傾向もみられる．一方，今日では，そういった場との関わり方について個人が自発的な意志で参加できる環境が拡大してきている．

　また，少子化や女性の社会進出といった子どもを取り巻く環境の変化に対応するために，地域社会では子育て支援などのさまざまな取り組みもなされている．住民は，状況に応じてこれらのサービスをバランスよく選択するための知識が必要である．そして今後は住民のライフスタイルをより充実させるために，地域に密着したボランティア活動を支援するボランティアセンターなども，地域社会になくてはならない組織であり，その機能が期待されている．（5章 p.44 参照）．

　地域保健活動の政策では，2007年に「新健康フロンティア戦略」が策定され，核家族化，都市化，少子化等の進展に伴う，近所付き合いや世代間のつながりを通じた支え合いの減少から，地域コミュニティにおける健康確保を目標に市町村での取り組みが進められるようになった（図2-3）．

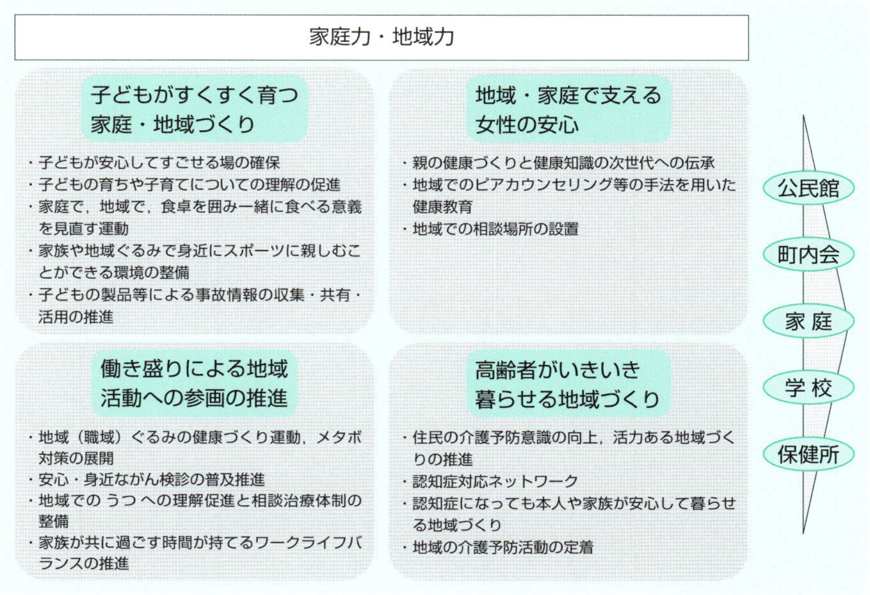

図2-3　家庭力・地域力
資料：新健康フロンティア戦略賢人会議「新健康フロンティア戦略」2007年より一部改変

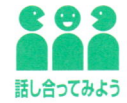

> **話し合ってみよう**
>
> 女性の健康について「新健康フロンティア戦略」における具体的な取り組みやあなたが住んでいる地域での実践例を探してみよう．

IV……社会規範

　集団が一定の「まとまり」と「持続性」を保つために「行動の基準」が生まれる．いい換えれば，行動の基準がないと集団としてのまとまりと持続性を保つことが難しくなる．これらの集団の行動基準を社会規範という．

　私たちの生活している社会は，この社会規範によって安全で健康に保たれているといえる．この基準は，小さなグループ内でのルールから社会の行動の基準まで広範囲にわたっている．例をあげれば，道徳（社会の人々に広く承認されている行動様式など），規則（学則・就業規則など），法律（日本国憲法など）といった基準が存在する．これらの規範は自分たちが守られるために存在し，また守るものである．道路に信号があることや，きれいな水が水道の蛇口から出てくることは日常あたりまえになっているが，これらは道路交通法や水質基準による定めがあるからこそ実現していることであり，そういったさまざまな規範により国民の安全と健康が保たれているのである．

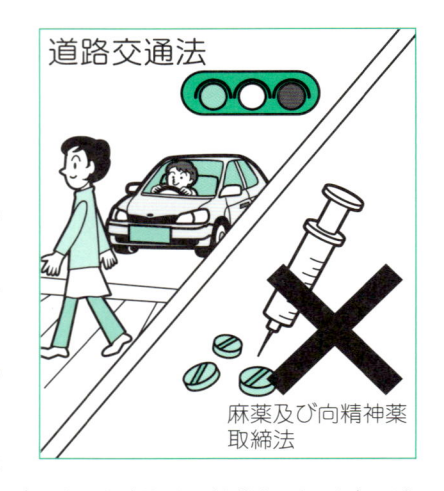

　近年問題になっている現象に「麻薬，覚せい剤等の乱用」がある．これらの薬物は，適正使用すると医療上有意義なものも多いが，乱用すると個人の心身に重大な危害が生じ，社会的にも大きな弊害となる．また，覚せい剤事犯が圧倒的に多く，外国人事犯の増大と若年化の傾向がみられ，麻薬及び向精神薬取締法，覚醒剤取締法等に基づき，厳重な取り締まりが行われている（図2-4）．

　社会規範が守られているということは，日本という国を安全で健康な国と位置づける大切な要素となっている．また，日常生活を送るうえで必要なマナーやモラルも一つの規範といえる．日常かわしているあいさつも法律で規定されてはいないが，あいさつを行うことによって人と人とのつながりが生まれ，お互いに認め合い，何かあったときには自分を支援してくれる存在となりうるのである．このように，大きな視野でみれば社会規範は自分の健康をサポートすることにもつながるのである．

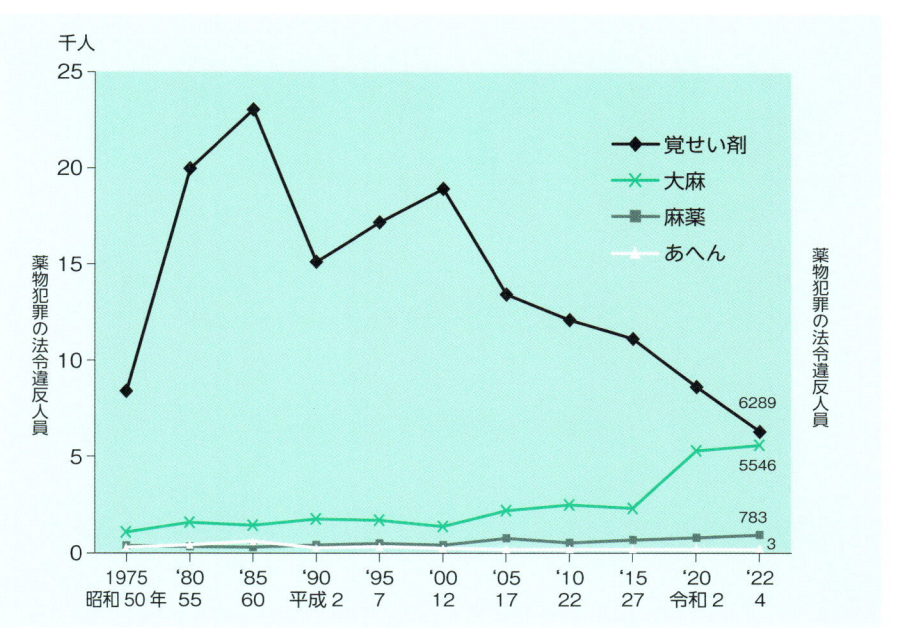

図2-4 麻薬・覚せい剤犯罪の若年化の防止
資料：法務省「犯罪白書」より

> 次のキーワードは，いま社会で問題となっている現象です．関連する記事を集めたり，この問題に対する自分の意見を伝え解決策を考えてみよう．
> ・児童虐待
> ・薬物の乱用
> ・青少年による凶悪事件

参考文献

1) 北原龍二編：看護学生のための社会学．医学書院，東京，2000．
2) 千代豪昭・黒田研二編：学生のための医療概論．第2版，医学書院，東京，2003．
3) 国立大学等保健管理施設協議会：学生と健康．第2版，南江堂，東京，2001．
4) 大河内一男：日本人の生活と労働．日本放送出版協会，東京，1981．
5) 下中邦彦：大百科事典．平凡社，東京，1984．
6) 下中邦彦：新版心理学事典．平凡社，東京，1984．
7) 吉田昇：現代青年の意識と行動．第14版，NHKブックス，東京，1984．
8) 内閣府編：「国民生活に関する世論調査」．東京，2003．
9) NHK放送文化研究所編：「日本人の意識調査」．NHK出版，東京，1998．
10) 厚生労働省：平成20年版厚生労働白書．
11) 「新健康フロンティア戦略」．2007．
12) 厚生労働統計協会：国民衛生の動向．厚生労働統計協会．

3章 生活習慣と健康

I 生活習慣とライフスタイルの変化

1 生活習慣の変化

　私たちの日常生活は，産業の近代化（能率化，便宜化）によって変化し，社会経済の向上とともに，物はあふれ，交通は便利になり，刺激的な文化が氾濫している．このような変化は，飽食や偏食，運動不足，不規則な睡眠，生活のリズムの狂い，喫煙や過度の飲酒などのさまざまなライフスタイルの乱れを生じ，それらが私たちの健康に関わる要因として新たな問題となっている．

　まず，食生活を取り巻く社会環境の変化を考えてみると，1970年代後半から1980年代前半に急激に増加したコンビニエンスストア，ファミリーレストラン，ファーストフードなどの外食産業がそれまでの伝統的な日本の食事を欧米化させ，若者を中心に動物性たんぱく質や脂質の摂取量が増加している．こうした傾向の背景には，朝食欠食率の増加，加工食品や特定食品への過度の依存，過度のダイエット志向，食卓を中心とした家族の団らんの喪失などが見受けられる．朝食欠食率は男性40歳代，女性30歳代で最も高くなっている（図3-1）．さらに，若い女性のあいだには，やせ志向による誤ったダイエットが広がり，栄養失調や，拒食症など異常な食行動の引き金にもなっている．肥満者の割合はこの10年男

■ライフスタイル
この用語は広く現代生活における多様な生き方（具体的な日常生活習慣）―人生観，健康観，生きざま，あるいは生活行動様式―を表すものとして用いられる．われわれは親，友人，教師などの家庭や社会で遭遇した人間関係から学習した思考方法，社会習慣，健康関連行動などをいったん個人の意識から抽象化したうえで個性ある生活様態―ライフスタイルとして表現していく．

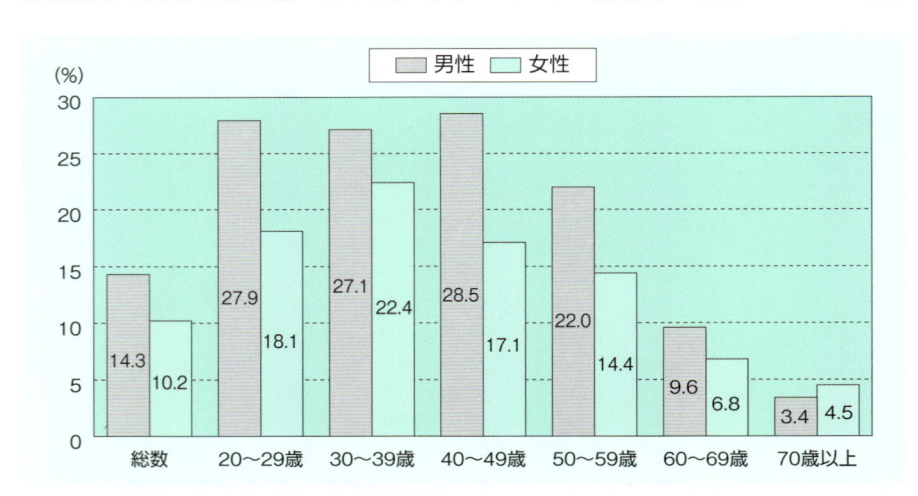

図3-1　朝食の欠食率（性・年齢階級別）
資料：厚生労働省「令和元年国民健康・栄養調査報告」より

女とも大きな変化はみられない．若い女性の低体重（やせ）の者（BMI＜18.5）の割合は女性の平均の，約2倍である．

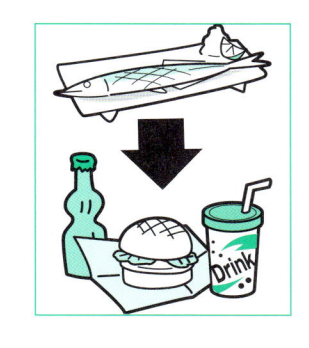

さらに，からだを動かして働いた時代から，IT（Information Technology）の時代となり，日常生活や労働による運動量は減少し，80％近くの人が運動不足を感じているといわれている．そのなかで，運動習慣（運動を週2回，1回30分以上，1年以上継続）をもつ成人は増加傾向にあり，最も高いのは男女ともに70歳以上であり，最も低かったのは30歳代の女性であった（図3-2）．

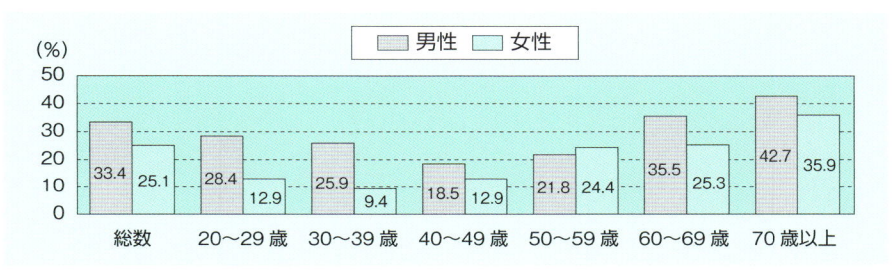

図3-2 運動習慣者の割合（20歳以上）
資料：厚生労働省「令和元年国民健康・栄養調査報告」より

	男性	女性
総数	33.4	25.1
20〜29歳	28.4	12.9
30〜39歳	25.9	9.4
40〜49歳	18.5	12.9
50〜59歳	21.8	24.4
60〜69歳	35.5	25.3
70歳以上	42.7	35.9

column

BMI

BMI（Body Mass Index）とは，世界的に使われている肥満の状態を示す指数で，肥満測定の基準値となっており，次式から求めます．

$$\text{BMI} = 体重（kg）÷［身長（m）×身長（m）］$$

BMIの数値が22前後の人が最も病気にかかりにくく長生きであることが分かってきています．BMIで，「肥満」と判定された人の70％〜80％は体脂肪が多く，危険度が高い肥満体である場合が多いとされています．数値はあくまでも健康を目安にしたものであり，体脂肪の蓄積度を表しているわけではありません．

BMIによる肥満の判定

BMI	判定
＜18.5	低体重
18.5≦〜＜25	普通体重
25≦〜＜30	肥満（1度）
30≦〜＜35	肥満（2度）
35≦〜＜40	肥満（3度）
40≦	肥満（4度）

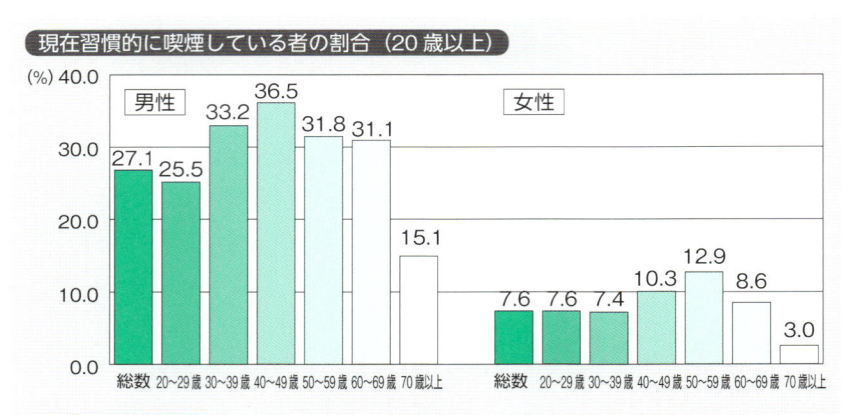

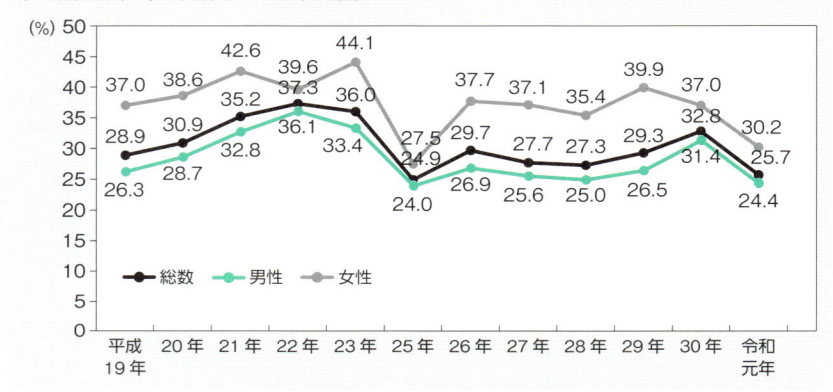

図3-3　現在習慣的に喫煙している者の割合および禁煙意志の有無（20歳以上）
資料：厚生労働省「令和元年国民健康・栄養調査結果」より

　また，たばこやアルコール飲料は自動販売機で簡単に購入できるようになった（但したばこの自動販売機での購入には成人識別ICカードが必要となっている）．とくにわが国の現在習慣的に喫煙している者の割合は男性約27.1％，女性約7.6％であり，男性は30代〜40代，女性は50代が多い．経年的に見て男女ともに減少傾向であり，たばこをやめたいと思う者の割合も減少傾向に転じた（**図3-3**）．一方アルコールは女性において消費量が増加している．

2　生活習慣と健康度

　このような生活習慣と健康の関係について，アメリカ・カルフォルニア大学ロサンゼルス校のブレスロー教授は，7,000人を対象に生活習慣と身体的健康度との関わりを調査し，その結果7つの健康習慣を実行している数が多い人ほど病気にかかりにくく，寿命も長かったことを明らかにした．

〈7つの健康習慣〉[5]

・適正な睡眠時間を確保する（7〜8時間）
・喫煙をしない
・適正体重を維持する
・過度の飲酒をしない
・定期的にかなりの運動をする
・毎日朝食をとる
・間食をしない

　これら7つの健康習慣を守っている人は，約60歳くらいまで平均以上の健康度を保っているのに対し，よい習慣が2個以下の人では，30歳を過ぎるとすでに健康度は平均以下になっていた．また，森本[6, 7]はブレスローの健康度と強い関連を示す8つの健康習慣（図3-4）を基準に，守っている健康習慣の数を健康習慣指数（Health Practice Index：HPI）としてライフスタイルを評価した場合，ライフスタイルの良好な者ほど健康度が高いこと，また，ライフスタイルが健康度に及ぼす影響は年齢が高くなるほど強いことが報告されている．

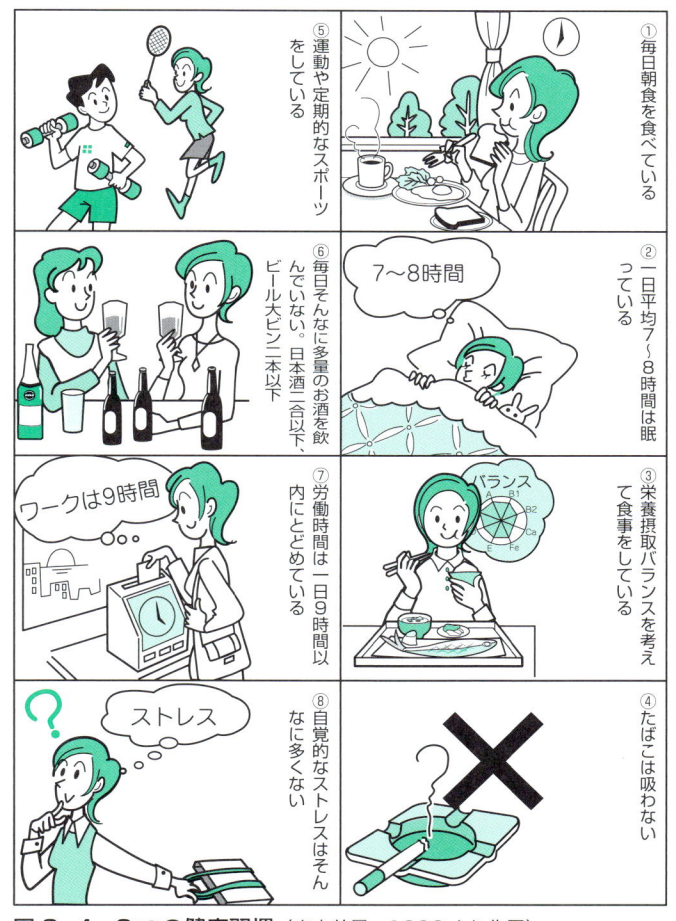

図3-4　8つの健康習慣（森本兼曩，1999より作図）

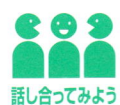

> **話し合ってみよう**
>
> 自分や家族のライフスタイルを健康習慣指数により評価し，以下の図をもとにそれぞれの健康度を比較してみよう．
>
> （健康度のグラフ：横軸　年齢（歳）10〜60，縦軸　健康度40〜60．「よい」「中庸」「よくない」の3本の曲線）
>
> ライフスタイルの評価；健康習慣の該当項目が7〜8個の場合は「よい」，5〜6個の場合は「中庸」，0〜4個の場合は「よくない」である．

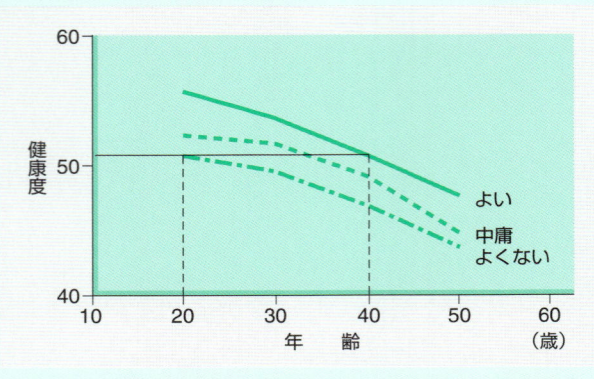

II ライフスタイルと生活習慣病

1 生活習慣病の状況

　戦後の保健水準の向上や医療提供体制の充実，医学の進歩，生活水準の向上などにより日本人の平均寿命は世界でも最高水準にある．一方，疾病構造も変化し，感染症が減少し，がん，心臓病，脳卒中，糖尿病，歯周病などの生活習慣病が増加している．

　生活習慣病は，①病因が多様かつ複合的である，②発症に個人差がある，③発症前の長い無症状期がある，④発症後に慢性経過をたどる，⑤後遺症をもたらす，といった特徴がある．生活習慣病とは，食事，運動，喫煙，飲酒などの生活習慣がその発症，進行に関与する疾患群と定義され，表3-1のような疾患が例示されている．

　このように生活習慣病の概念が導入された背景には，従来の疾病対策にみられる早期発見，早期治療を中心とした二次予防から，生活習慣を見直し，健康増進をはかることにより，病気の発生そのものを予防する一次予防重視への転換がある（4章 p.36 参照）．

表 3-1　生活習慣病（例示）

生活習慣	生活習慣が発症・進行に関与する疾患
食習慣	2型糖尿病，肥満症，高脂血症（家族性のものを除く），高尿酸血症，循環器病（先天性のものを除く），大腸がん（家族性のものを除く），歯周病など
運動習慣	2型糖尿病，肥満症，脂質異常症（高脂血症〈家族性のものを除く〉），高血圧症など
喫煙	肺扁平上皮がん，循環器病（先天性のものを除く），慢性気管支炎，肺気腫，歯周病など
飲酒	アルコール性肝疾患など

資料：厚生省「平成9年版 厚生白書」より

2　生活習慣と健康課題

　生活習慣病は，痛みなどの自覚症状がないままに進行し，最終的には重篤な症状にいたり，生活の質を低下させ，命を失うことになる深刻な疾病であり，日本人の死因の上位を占めている（図3-5）．そこで，生活習慣に関わる健康課題を考えてみよう．

1）栄養・食生活

　食生活は生活習慣病の予防・発生と密接な関連がある．日本人の食生活が，従来の高塩分，高炭水化物，低動物性たんぱく質摂取という食事パターンから，動物性たんぱく質や脂質の摂取が増加したことが，生活習慣病を増加させる要因の1つにもなっている．そして近年では，栄養欠乏症から過剰摂取へと問題が変化し，食生活改善のためのさまざまな対策が進められている．栄養・食生活に関連の深い疾患には，高血圧症，脂質異常症（高脂血症），虚血性心疾患，脳卒中，がん（大腸がん，乳がんなど），糖尿病，骨粗鬆症などがあげられる．

　肥満は各種疾病のリスクファクターであり，生活習慣病予防には肥満予防が重要である．肥満は，基本的にはエネルギーの摂取と消費とのバランスを反映しており，身体活動や運動の量と密接に関連している．従来は，中高年の肥満予防対策が中心であったが，近年では，小児の肥満が増加しており，肥満児の減少が課題の1つとなっている．

2）身体活動・運動

　家事や仕事の自動化，交通手段の発達などにより身体活動量（「身体活動の強さ」×「行った時間」の合計）が低下しており，生活習慣病増加の一因となっている．生活習慣病予防の効果は，身体活動量の増加に比例して高くなり，身体活動や運動量の多い者は，虚血性心疾患，高血圧症，糖尿病，肥満，骨粗鬆症，結腸がんなどの罹患率が低いことが認められている．しかし，身体活動や運動の不足を自覚している者は多いが，実際に運動を行っている者の割合は少ない．日常生活のなかで無理なく自然に運動を行え

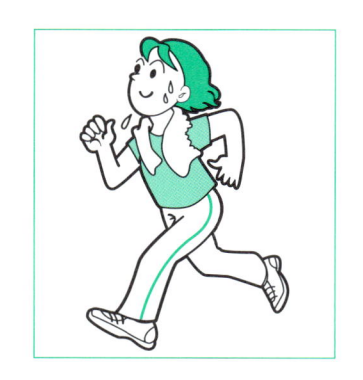

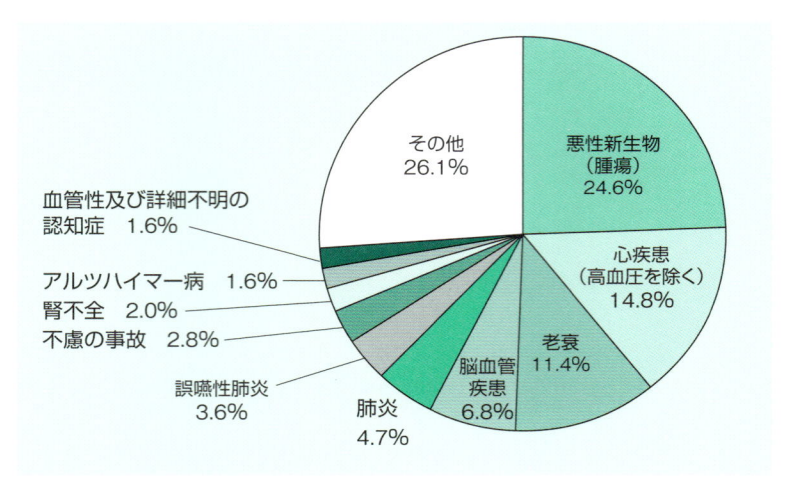

図3-5 日本人の死因
資料：厚生労働省「人口動態統計の概況」（令和4年）より

るような環境づくりをはじめ，1日あたりの歩数を増やすなど歩くことを中心とした取り組みも推進されている．

3）休養・こころの健康

休養は，2つの側面がある．1つは「休むこと」で，仕事や活動による心身の疲労を回復し，活力ある状態に戻すことであり，もう1つは「養うこと」，つまり明日に向かって鋭気を養い，身体的，精神的，社会的な健康能力を高めることである．このような休養を取るためには長い休暇も必要であるが，単にごろ寝をして過ごすだけでは真の休養とはいえない．休養時間のなかで，趣味やスポーツ，ボランティア活動などで心身のリフレッシュをはかり，明日の健康につなげることが大切である．

自身を取り巻く外界の変化に適応しようとすることで，内部にストレス反応という緊張状態が生じる．これは誰にでも起こることであり，ある程度必要な反応であるが，過度のストレスは心身の健康に影響を及ぼすことになる．また，ストレス解消や発散のために，喫煙や過度の飲酒，過食を行うなど，不健康な生活習慣に陥る例が多い．ストレス反応は個人差が大きいが，健康的な休養，睡眠，運動，食習慣などによって心身の健康状態を維持することがストレス対策の第一歩となる．また，過度のストレスは睡眠障害をもたらすことが多いため，睡眠についての適切な知識や専門医のアドバイスも大切であり，重篤な状態になる前の対策が重要となる．十分な睡眠をとり，ストレスと上手につき合うことは，からだだけでなく，こころの健康にも欠かせない要素である．

4）喫煙・飲酒

喫煙は，肺がんをはじめとして喉頭がん，口腔・咽頭がん，食道がん，胃がんなど多くのがんや，虚血性心疾患，脳血管疾患などの循環器疾患，そして歯周病などの多くの疾患の危険因子である（表3-1）．また，低体重児や流産・早産な

ど胎児の異常にも大きく関連している．たばこの害を十分に認識しないまま，未成年のうちに喫煙を開始している者も多いが，未成年期から喫煙している者は，成年になってから喫煙した者に比べ，これらの疾患の危険性はより大きいといえる．さらに本人の喫煙のみならず，喫煙者のたばこの煙（副流煙）による周囲の受動喫煙も，肺がんや虚血性心疾患，呼吸器疾患，乳幼児突然死症候群などの危険因子である．これまで喫煙は個人の自由意思による嗜好の1つとされてきたが，自分の意志だけでやめることは非常に困難であり，ニコチンによる依存性の視点からとらえる必要がある．そのため，ニコチン依存の観点に基づく禁煙支援，未成年者の喫煙防止だけでなく，非喫煙者保護のために総合的な対策が進められている．健康増進法では，学校，病院，事務所，官公庁施設など多数の者が利用する施設を管理する者は受動喫煙を防止するための措置を講ずるように努めることが定められている．

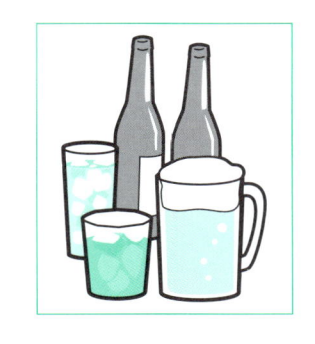

飲酒は古くから祭事や会食など生活文化の一部として親しまれており，生活を営むうえの潤いともなっている．しかし，長期にわたる多量飲酒は，アルコール依存を形成し，本人の精神的・身体的健康を損うことがある．アルコールの慢性影響による臓器障害には，肝疾患，脳卒中，がんなどの多くの疾患がある．また，短時間内の多量飲酒は急性アルコール中毒を引き起こし，死亡の原因となることがある．心身の発育途上にある未成年者や，妊婦を通じた胎児への影響も指摘されている．成人の節度ある適度な飲酒は，ストレスを緩和するなど心身の健康によい影響をもたらす効果もあるが，多量飲酒，未成年者や妊婦の飲酒など，アルコールが健康に及ぼす悪影響に関して対策を立てることも生活習慣病予防の重要な課題の1つである．

column

サイレントキラー（沈黙の殺人者）と死の四重奏（内臓脂肪症候群）

生活習慣病のなかでも，とくに糖尿病，高血圧症，高脂血症の3つは自覚症状が出にくいため，放置される場合が多く，俗に「サイレントキラー（沈黙の殺人者）」とよばれています．さらに4つ目の肥満が加わると，「死の四重奏（内臓脂肪症候群）」とよばれ，知らないうちに症状がかなり進行し，ひいては死に至ることを比喩しています．

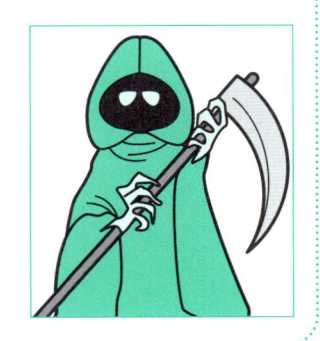

参考文献

I
1) 国立大学等保健管理施設協議会編：学生と健康．第2版，南江堂，東京，2001，2．
2) 千代豪昭・黒田研二編：学生のための医学概論．第2版，医学書院，東京，2002．
3) 園山繁樹・小田正枝編：基礎看護学 総合人間学概論．廣川書店，東京，2002，133．
4) 厚生統計協会：国民衛生の動向 2002年．厚生統計協会，東京，2002．
5) Berkman LF, Breslow L：Health and ways of living. The Alamedia County study. 1st ed. Oxford University Press, Oxford, 1983.
6) 森本兼曩：生活習慣病の一次予防とその効果．日本医師会雑誌，121：1023-1029，1999．
7) 森本兼曩編：ライフスタイルと健康―健康理論と実証研究―，1版．医学書院，東京，1991，2-64．

II
1) 生活習慣病予防研究会編：生活習慣病のしおり．財団法人安田記念医学財団，社会保険出版社，東京，2001，54～57．
2) 日野原重明：生活習慣病にならない方法．女子栄養大学出版部，東京，2000，12．
3) 厚生労働省大臣官房統計情報部：平成14年人口動態統計．厚生労働省ホームページ，2003．
4) 中村丁次監修：生活習慣病の食事（別冊NHKきょうの料理）．日本放送出版協会，東京，2003，8．
5) 厚生労働省監修：厚生労働白書（平成13年版）．ぎょうせい，東京，2001，9～10．
6) 日本歯磨工業会編：健やかな生活は口腔保健から　歯を守る．日本歯磨工業会，東京，1999，6．
7) 厚生統計協会：国民衛生の動向 2002年．厚生統計協会，東京，2002．
8) 健康日本21企画検討会・健康日本21計画策定検討会報告書：健康日本21（21世紀における国民健康づくり運動について）．財団法人 健康・体力づくり事業財団，東京，2002．

4章 健康への取り組み

I 人口の高齢化と課題

1 延びる平均寿命と人口構造の変化

　日本人の平均寿命は，1947年の国勢調査をもとに作成された生命表で，男性50歳，女性54歳となり，はじめて50歳代となった．そして，1960年までの間に平均寿命は一挙に15年ほど延びて一躍先進国の水準に達し，その後現在に至るまで世界で最も高い水準を維持している（図4-1）．

　平均寿命の延伸とともに人口の年齢構成も大きく変化している．主たる「働き手」とされる生産年齢人口（15～64歳人口）は1995年をピークに減少に転じ，老年人口（65歳以上人口）の占める割合が増加の傾向にある．また，65～74歳を「前期高齢者」，75歳以上を「後期高齢者」に分けた場合，前期高齢者の割合が減少し，後期高齢者の割合が増加してきており，今後さらにこの傾向が進むものと推測されている（図4-2）．

　人口の動態的な変化を決めるおもな要因は，出生率と死亡率による年齢構成である．わが国では，戦後（1945年以降）の多産少死の時代を経て，1950年代後半から少産少死の過程に入り，1975年以降になると，出生率（人口1000人に対するその年の出生数の比率）が大幅に低下し，その低い水準が今日まで続いている．なお現在は死亡率が出生率を上回っている（図4-3）．

ノート

■平均寿命

平均寿命とは0歳児の平均余命のことで，ある年の出生児の集団が，その年の性別，年齢別の死亡率で将来にわたって死亡していくと仮定した場合に，平均して何年生きられるかを示したものである．したがって，平均寿命とは実際に死亡した人の平均ではなく，各年齢の死亡率をもとに計算された理論上の値である．

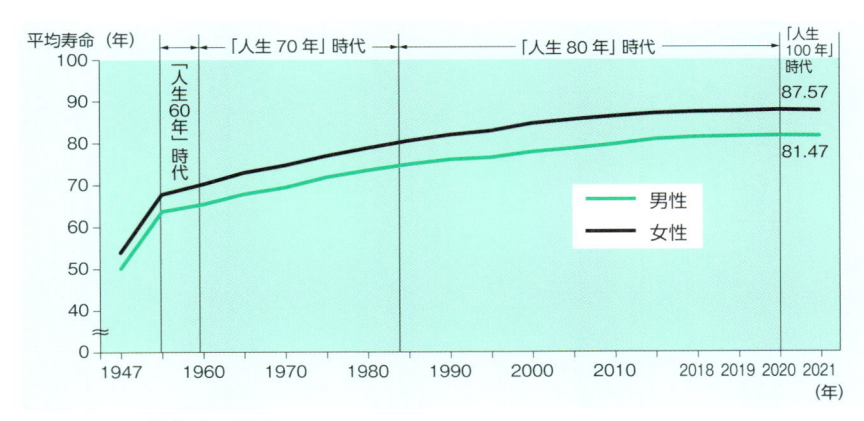

図4-1　平均寿命の推移
資料：厚生労働省「国民衛生の動向 2023/2024」より

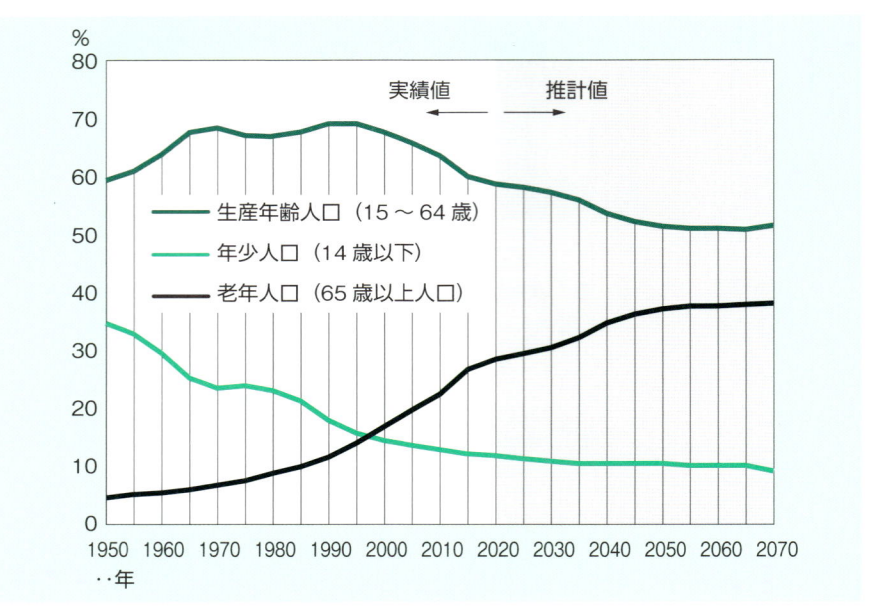

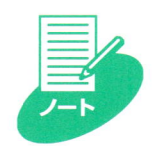

図4-2　年齢3区分別人口構成割合の推移
資料：総務省統計局「国勢調査」，2020年以降は国立社会保障・人口問題研究所「日本の将来推計人口（令和5年1月推計）」より

■合計特殊出生率
15～49歳までの女性の年齢別出生率を合計したもので，1人の女性が，仮にその年次の年齢別出生率で一生の間に生むとしたときの子どもの数に相当する．

　合計特殊出生率は，1951年までは3を超えていたが，1975年以降，人口を維持するために必要な水準の2を切り，それ以降低下が続き，2005年には1.26にまで低下している．その後微増し2016年は1.44となっているものの，このように少子化が人口の高齢化を加速させ，老年人口の割合は2020年には4人に1人，2050年には3人に1人となり，超高齢社会になることが予測されている．
　しかし，高齢者が必ずしも病気がちで障害があり寝たきりになっているとは限

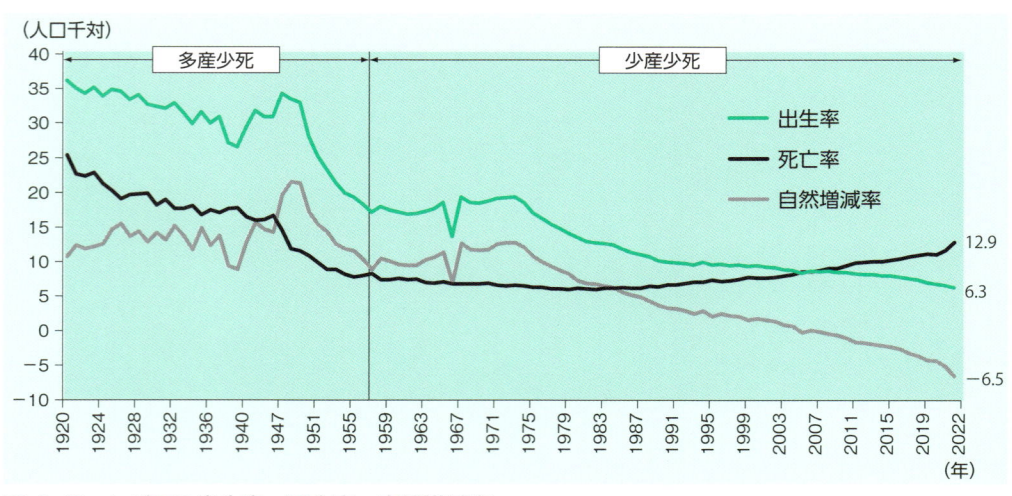

図4-3　わが国の出生率，死亡率，自然増減率
資料：厚生労働省大臣官房統計情報部「人口動態統計」より

らず，「国民生活基礎調査」などによると，認知症の高齢者は 65 歳以上の約 16％であり，70〜80％の高齢者は元気で暮らしていると報告されている．また，生活や仕事を楽しみ，積極的に社会活動に参加している高齢者も多く，自分が健康であると思っている人ほど健康や介護の問題などに悩みやストレスが少ない傾向にあることが知られている．

---

column

老人神話

人々は，高齢者をどうみているでしょうか．あなたの「高齢者」に対するイメージは？ 下記の表をみて○をつけてみましょう．

1. 老化しているかどうかは年齢で決まる	そう思う	そうは思わない
2. 高齢者のほとんどは健康を害している	そう思う	そうは思わない
3. 高齢者は非生産的である	そう思う	そうは思わない
4. 高齢者の頭脳は若者のように明敏でない	そう思う	そうは思わない
5. 高齢者は恋愛や性に無縁である	そう思う	そうは思わない
6. 高齢者は誰も同じようなものである	そう思う	そうは思わない

「そう思う」は，いくつありましたか．

高齢者を，画一的に，同質の集団ととらえることはたいへん危険です．高齢者は，長年にわたる生活環境・生活習慣の違いが心身の状態にさまざまな影響を与えており，若い人以上に個人差が大きいものです．長患いの人もいれば，ピンピンコロリであの世に行く人もいます．こんなことから，健康に関する新しい指標として，「健康寿命」が生まれたのでしょうか．

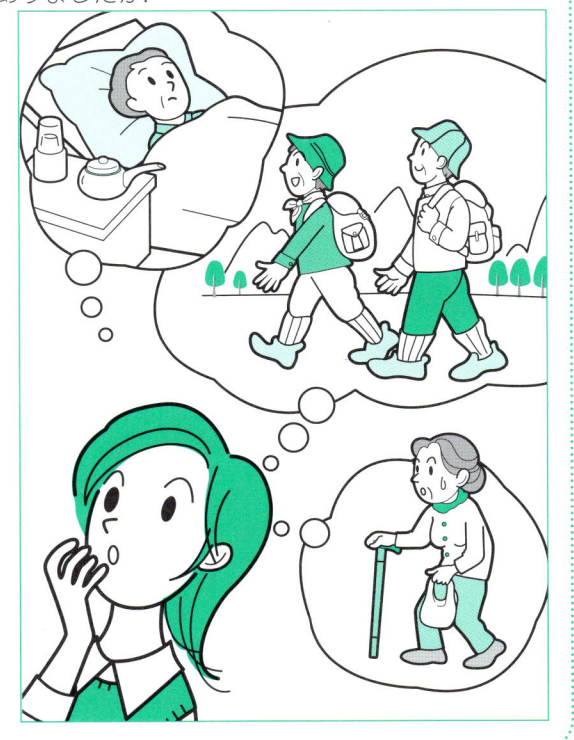

2 健康寿命の延伸へ

　平均寿命は健康状態を包括的に表した指標であり，日本は先進諸国で戦後最下位であったが，短期間のうちに世界一の水準を達成した．日本人の平均寿命が急速に延びた背景には感染症などの急性期疾患が激減したことなどがあげられるが，その一方，がんや循環器疾患などの「生活習慣病」が増加し，さらに，「寝たきり」や「認知症」のような高齢化に伴う障害も増加している．これらの疾患は生命に関わるだけでなく，身体の機能や生活の質を低下させるものが多い．そのため，生活習慣病の予防や治療においては，日常生活の質を維持できるようにすることが大切な条件である．つまり，老いても自立して健やかな生活を送ることが高齢社会の重要なテーマである．

　これまでの指標である平均寿命は，0歳児の平均余命を表し「あと何年生きられるか」という生存の量を表したものであるが，近年，「いかに自立して健康に暮らせるか」という生活の質を考慮した「健康寿命」の考え方が提唱されている．

　健康寿命とは，一定レベルの健康状態を保ち自立して生活できる期間（障害調整平均余命）を表すものである．WHO は 2000 年に，加盟国 191 カ国における 1999 年に生まれた乳児の障害調整平均余命（Disabilities Adjusted Life Expectancy；DALE）を報告した．2012 年には，厚生労働省によってわが国の「健康寿命」が算出され，その結果男性が 70.42 歳で，女性は 73.62 歳であった．これに対し，同年の平均寿命は男性 79.64 歳，女性が 86.39 歳．つまり，男性は 9 年ほど，女性は約 13 年間，自立して生活できない状態で生きていることが示唆され，その後も同様に推移している（図 4-4）．

　このように，高齢社会における健康の目標は，単に生存の量（寿命）だけでなく生活の質も重視し，「病気にならないように」から「生き生きと元気な期間が長いこと」，つまり生涯自立の実現にある．また，健康と疾病を二極化して考え

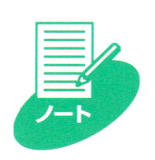

ノート

■健康寿命（障害調整平均余命）

生存か死亡かという 2 つの区分による生命表をもとにした平均寿命とは異なり，生存のなかでも非健康状態にある人口に一定の重み付け値を乗じ，「完全な健康」に換算して余命を計算したもの．健康寿命の定義については，客観性の強い「日常生活に制限のない期間の平均」を主軸に主観性の強い「自分が健康であると自覚している期間の平均」についても留意した評価が適切とされている．

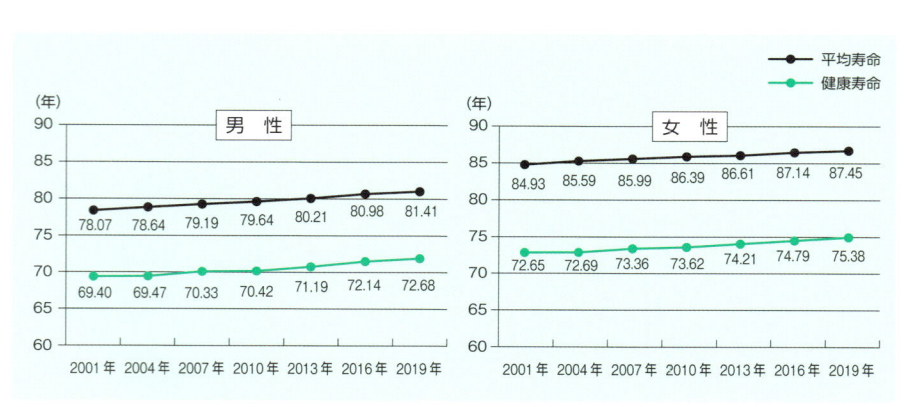

図 4-4　平均寿命と健康寿命の推移

男性　平均寿命：78.07（2001年），78.64（2004年），79.19（2007年），79.64（2010年），80.21（2013年），80.98（2016年），81.41（2019年）
男性　健康寿命：69.40，69.47，70.33，70.42，71.19，72.14，72.68

女性　平均寿命：84.93，85.59，85.99，86.39，86.61，87.14，87.45
女性　健康寿命：72.65，72.69，73.36，73.62，74.21，74.79，75.38

資料：平均寿命は，厚生労働省「完全生命表」「簡易生命表」，健康寿命は，厚生労働科学研究費補助金「健康寿命における将来予測と生活習慣病対策の費用対効果に関する研究」

> **column**
> ### いのちや健康に関する"観"ということ
> "観"というのは見方や考え方のことです．さまざまな分野や領域にそれぞれの観があります．健康に関する分野での観には，生命観，身体観，健康観，症状観，生活観，環境観などさまざまですが，自然観や社会観も健康に大きく関わっています．命や健康に関係するものの見方，感じ方，考え方を育てることが指導のあり方，そして究極の目標になるのではないでしょうか．さまざまな事実を学習する過程において感じ，考え，深い認識をくぐり抜けて，健康への確信や信念になるとき，自分のなかに観が形成され，自らの生き方の糧になっていくに違いありません（数見隆生，2001[1]）より）．

るのではなく連続したものとしてとらえ，たとえ病気や障害をもったとしても「生きがい」や「自己実現」を目指し，自分らしく生きたいという欲求を達成できることである．そのため，自らの健康づくりや健康観の形成が重要となっている．最近，WHO の健康の定義において，「身体的に良好な状態」とは「身体的のみならずスピリチュアル（spiritual）に良好な状態」であるとの解説が加えられたが，健康や健康観に対する主体的な取り組みが求められているといえるだろう．

II 生涯を通じた健康課題と健康観

生涯を通じた「健康づくり」は，その人に合わせた「生涯づくり」とも考えられる．そのため本人の生き方や健康観に基づいた健康支援が必要であり，各ライフステージにおける現状の課題を理解しておくことはきわめて重要である．

人が生まれてから死にいたるまでの生涯を，「幼年期」「少年期」「青年期」「壮年期」「中年期」「高年期」の6区分，つまり6つのライフステージに大別することができる．個人は，各ステージに応じた役割や課題を達成しながら，次の区分に進み，「死」を区切りとするまでの1つの人生の完成へと至る．これらの区分はそれぞれが独立して存在するのではなく，前の区分が次の区分を生み出し，支える．つまり，ある区分の生き方によっては次の区分の内容は大きく変わるのである．そこで，人生6つの区分の健康課題と健康観について考えてみよう（図4-5）[2]．

1）幼年期（0〜4歳）

幼年期は生理的機能が次第に自立する時期である．少年期の準備期にあたり，人格や習慣を形成する時期として重要である．

健康観の形成に対する影響力は，家庭すなわち両親からが最も大きく，家庭における対策が重点となる．また，働く母親が増えたこともあり，保育所等の育児

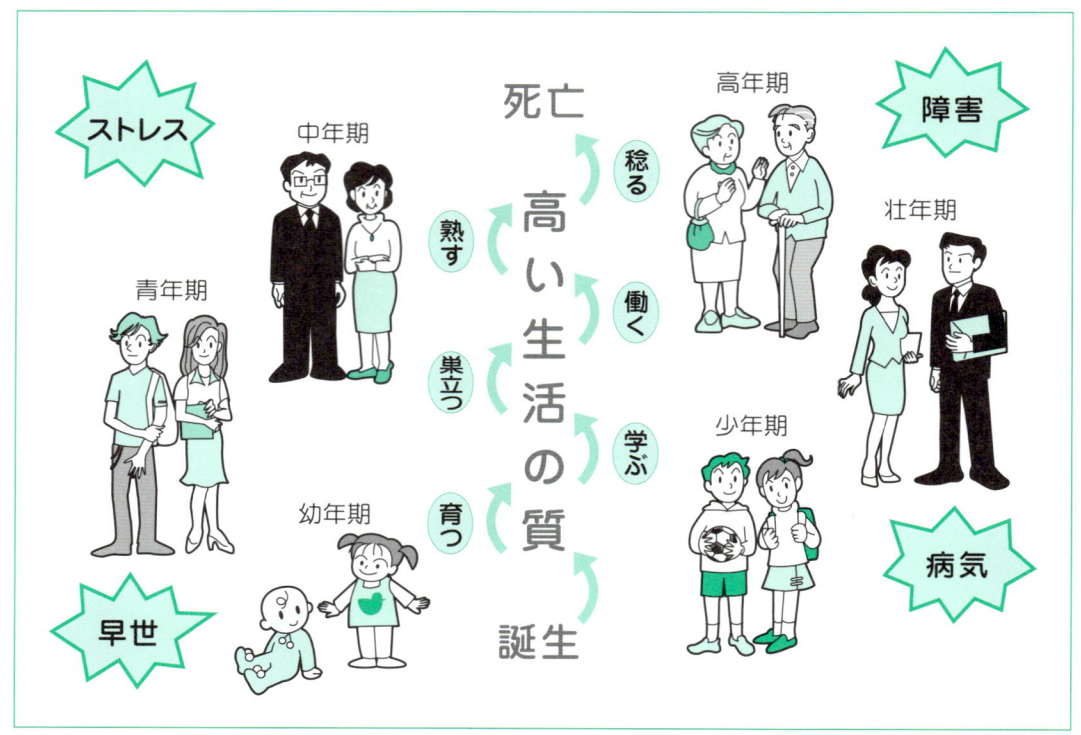

図4-5 1人1人の健康実現
資料：健康日本21（21世紀における国民健康づくり運動について），2000年[2] より

支援の場における対策も重要である．幼児期の教育では，健康に関した習慣に重点を置く必要がある．

2) 少年期（5〜14歳）

この時期は，社会参加への準備の意義があり，精神神経機能の発達の時期である．疾病の罹患は比較的少ない時期といえるが，歯科では齲蝕が増加する時期にあたっている．また，死亡は少ないが，その最大の原因は不慮の事故である．

この時期の健康観は，清潔や衛生に関連していることが多く，生活習慣が固まる時期として大切である．働きかけは，学校や家庭を通したものが重要である．

3) 青年期（15〜24歳）

身体的には生殖機能が完成し，子どもから大人へ移行する時期である．この時期の疾病罹患や障害は比較的少ない．この時期の健康観は，病気ではなくむしろ美容やファッションという視点で健康をとらえている．

学生生活や単身生活で，生活習慣に問題のある場合が多く，壮年期以降の危険な生活習慣の出発点でもあり，重要な時期であると考えられる．しかし，社会からの働きかけに反発しやすい時期でもあり，改善のための具体的方法に工夫が必要である．

支援は，学校や職場を通じたものに重点を置き，さらにマスメディアや企業を通じて働きかけを行う必要がある．

4）壮年期（25～44歳）

　社会的には，働く，子どもを育てるなど，きわめて活動的な時期である．身体的な機能は充実している．この時期から死亡は少し増えはじめ，死因の一位はがんである．入院も外来も増えはじめ，歯科では歯周病が増加している．

　働けるということが健康であると考える時期にあたっている．この時期は家庭を形成し，子どもの身体や病気を通してもう一度健康の問題を考えるよいチャンスであるといえる．支援の重点は職場や家庭に置き，マスメディアや企業を通じて働きかけを行う必要がある．

5）中年期（45～64歳）

　社会的には高年期への準備期であり，身体機能が徐々に低下していく時期である．入院も外来も増加している．入院は，精神障害，がん，脳血管疾患などが多く，外来は高血圧症，脊椎障害，糖尿病などが多い．この時期の健康観は，病気と関係が深く，健康が気になりはじめる時期である．

　このあとに続く高年期への準備としてこの時期は重要であり，趣味，健康問題あるいは親の介護を通したネットワークが形成される可能性が高い．高年期における障害や生活の質を視野に入れて，みずからの健康を設計することが重要である．支援は，職場や家庭に加え，地域を通したものに重点を置き，マスメディア，企業がそれぞれを支える必要がある．

6）高年期（65歳以上）

　社会的には，人生の完成期で余生を楽しみ，豊かな収穫を得る時期である．一方，身体的には老化が進み，健康問題が大きくなる．障害は，寝たきりや痴呆などの介護を要する重篤なものもあるが，視聴覚機能の低下，歯の喪失による咀嚼機能の障害など，生活の質に関わる障害も多い．病院外来での受療回数や入院回数がきわめて多く，入院は脳血管疾患，がん，骨折などが多く，外来は高血圧症，脊椎障害，糖尿病などが多い．死や障害を避けるといったような消極的健康観をもつ者が多い．

　支援は，主として地域や保健・医療・福祉の専門家によるものが中心になる．この時期は，多少の障害や病気を抱えていても，生活の質を維持し，豊かに暮らすことができるよう自ら試みることが重要である．そのため，社会との交流をはかり，何らかの社会的役割をもつことが大切である．人生に取り組む姿勢が身体的な健康にも影響を与えるといわれている．

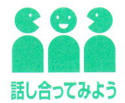

話し合ってみよう

①自分自身の健康課題や健康観はどのようなことか話し合ってみよう．
②健康支援の手段や場面が，ライフステージ別にどのように変化するか話し合ってみよう．

Ⅲ 現代社会における健康支援

1 健康支援の視点

　現代は飽食の時代といわれ，機械化，自動化，IT化などが限りなく進み，いつでも，どんなものでも自由に食べることができ，汗水流して働くことが少なくなっている．すなわち，今日の社会は，便利で快適になった一方で，新たな健康問題に直面しているともいえるだろう．

　また，1人ひとりの健康観をみると，「日常生活を満足して送る」「働くことができる」「食事がおいしい」といったとらえ方で表現されることが多く，病気の有無だけに関心があるのではない．したがって，病気との対概念として健康をとらえるのではなく，日常生活に関連した視点から健康をとらえることが必要である．そのため，自らの生活習慣や健康に対する「気づき」や「実践」への支援が求められており，健康教育，健康相談，保健指導など，保健行動の実践を目指した健康支援の必要性が高まっている．

　また，健康への視点として「こころの健康」も重要である．こころの健康とは，自分の感情に気づいて表現できること（情緒的健康），状況に応じて適切に考え，現実的な問題解決ができること（知的健康），社会や他者と建設的でよい関係を築くことができること（社会的健康）などをいい，生活の質と密接に関連しており，身近な健康問題を考えるうえで忘れてはならないことである[2]．

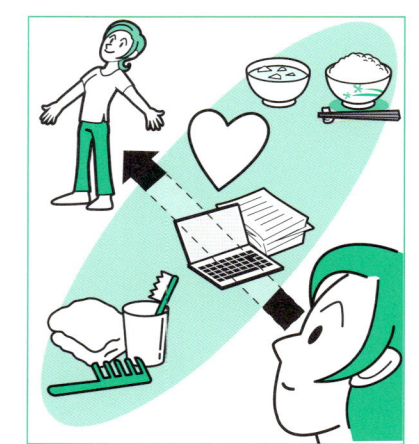

2 一次予防を重視した健康支援

　疾病の予防には，健康な状態を維持するための一次予防，疾病の早期発見・早期治療を目的とした二次予防，早期の機能回復や社会復帰を目的とした三次予防がある．これらの予防について，「健康日本21」では次のように定義している[4]．

　第一段階は，病気の原因をもとから絶つ一次予防であり，個人の生活習慣や環境や医療の観点に基づく次の3つの予防法がある．

①健康増進（Health Promotion）；個人のライフスタイルの改善を通した予防法であり，運動・栄養や喫煙・飲酒対策が含まれる．

②健康保護（Health Protection）；環境における危険因子の削減を目指す予防法であり，職場の安全や健康・環境保健が含まれる．

③疾病予防（Disease Prevention）；病気の発生の予防を目指す予防法であり，感染症予防や循環器疾患の予防がこれに含まれる．

これらの一次予防はそれぞれが単独のものではなく，お互いに関連し合ってはじめて効を奏するものである．また，近年の疾病予防から健康増進への流れは，消極的健康保持から積極的健康保持への転換であるといえる．

　第二段階には，疾病の早期発見，早期治療としての二次予防がある．二次予防は，疾病発見とリスク発見に分けて考えることができる．前者では多数の対象者のなかから少数の疾病保持者を発見するため効率と精度管理が重要であり，後者では発見した対象のリスクを低減しなければならないため，追跡管理システムが重要である．

　第三段階の三次予防はリハビリテーションであり，社会的不利の予防である．

　生活習慣や社会環境に起因する生活習慣病は，一次予防を重視した疾病概念であり，現在の生活習慣を見直すことによって，その発症を未然に防ぐことが可能であるという考え方に基づいている．

　これからの健康支援は，疾病を早期に発見して早期に治療するという「待ち」の支援よりも，疾病を未然に防ぐ「攻め」の支援がより効果的であり，また，経済効率の面からも有効である．

　たとえば，二次予防として行われている健康診断により疾病の早期発見・早期治療はできても，ライフスタイルの改善がなければ生活習慣病を予防することはできない．

　また，生活習慣病に伴う心筋梗塞や脳血管障害などを発症した場合は，社会生活を営むための心身の負担が大きくなり，社会的不利が生じる．これらのことから，可能な限り第一段階での健康支援が望ましい．また，個人の健康を保持増進し，QOL（クオリティー・オブ・ライフ）を確保し，健康寿命の延伸をはかるという視点からも一次予防が重要であることは明らかである．

　これらの理念を実現するための法的基盤として健康増進法が施行（2003年5月）された．

Ⅳ 健康情報の活用

1 情報に目を向けよう

　皆さんは，日ごろどのような方法で情報を得て，どのように利用しているだろうか．一言で情報といってもいろいろなものがあり，また情報源もさまざまである．誰でも簡単に入手できて，一般社会共通の情報といえば，新聞，雑誌，書籍，テレビ，ラジオなどが身近な情報源であろう．これらの一般的なメディアによる情報は，人々が社会生活を送るうえで重要な役割を果たしており，生活や健康・医療関連の情報もあふれている．このなかには専門的に役立つ内容も多い．日ごろから，そういった一般情報に目を通しておくことは，自分の経験だけに頼らず，広く社会常識や生活感覚を養うために必要なことである．一般情報は，広く社会を知るための生きた教材と考えることができるだろう．

　現代社会においては，テレビやインターネットなどから簡単に健康関連の情報を入手することができる．しかし医療の専門家でない一般の人たちは，それらの情報を的確に判断できているだろうか．誤った健康法により，かえって健康を害した例も少なくない．人はそれぞれに身体の状態や生活環境などが異なるため，他人の健康によいことが，必ずしも自分の健康によいとは限らないものである．健康情報を扱う場合は，このような不確実性，危険性を常に考慮しておく必要がある．社会にあふれる膨大な情報のなかから正しい情報と不確かな情報を識別し，何が重要かを判断しなければならない．

　情報の活用に大切なことは，情報の収集のみならず，目的に応じた選択と必要性の判断である．とくに専門的な立場で情報を活用する場合は，その科学的根拠や有効な活用方法について十分に検証してから用いることを忘れてはならない．

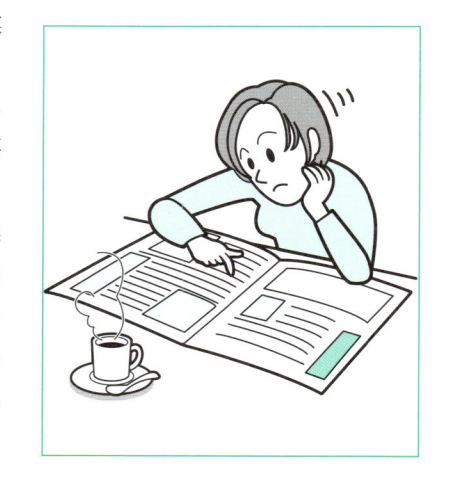

2 専門情報や各種基礎資料を調べるために

　歯科衛生士を目指して学んでいる皆さんは，専門の技術や知識を習得したり，レポートを作成したり，あるいは研究活動を行うために，関連する情報をどのように入手するかを知っておくことが必要である．

　専門情報の情報源としては，専門雑誌，学会誌，専門図書などが一般的であるが，インターネットには一般情報から専門情報まで幅広い情報源がある．現在で

は多くの専門情報が電子情報化し，インターネットを介して読むことが可能になった．

また，国民一般の生活習慣や保健行動の状況，疾病や障害の状況，保健福祉サービスの状況などに関する情報として，代表的なものに次の統計資料がある．
・「国民生活基礎調査」（国民生活全般に関する調査）
・「国民健康・栄養調査」（飲酒，喫煙，運動などの保健行動に関する調査）
・「患者調査」（疾病，障害に関する調査）
・「歯科疾患実態調査」（6年ごとに実施されている歯科領域の調査）
・「地域保健・老人保健事業報告」（保健サービスの提供に関する情報）

また，厚生労働省をはじめ各省庁から発行される白書も欠かせない情報源である．このような基礎的統計資料や関連資料は，図書館で容易に閲覧することができる．仮に求める資料がない場合でもパソコンにより検索が可能である．図書館の司書は図書館利用者の情報検索の手助けやアドバイスも行っているので，相談してみるとよい．また，地域社会の基礎資料などは市町村の窓口，あるいはホームページでみることができる．

このように，現代社会は電子情報の活用が一般的になっているので，パソコンによるデータベースへのアクセスや通信機能の習熟は，情報把握の手段として不可欠なものになっている．

column

インターネット上の医療情報利用の手引き[5]

インターネット上にはさまざまの医療情報があふれています．それらを利用する際には以下のことに留意しましょう．

1. 情報提供の主体が明確なサイトの情報を利用する．
2. 営利性のない情報を利用する．
3. 客観的な裏づけがある科学的な情報を利用する．
4. 公共の医療機関，公的研究機関による医療情報をおもに利用する．
5. 常に新しい情報を利用する．
6. 複数の情報源を比較検討する．
7. 情報の利用は自己責任が原則．
8. 疑問があれば，専門家のアドバイスを求める．
9. 情報利用の結果を冷静に評価する．
10. トラブルに遭ったときは，専門家に相談する．

（URL：http://www.jima.or.jp/userguide1.html より）

3　健康情報をみる目を養う

　健康支援を効果的に推進するためには，科学的根拠に基づいた質の高い情報を得て，それを十分に活用しながら，健康の実現を目指さなければならない．次章で詳述する「健康日本21」では，健康寿命の延伸と生活の質の向上に向けた国民の健康課題を決定し，特定の健康領域における健康状態，危険因子の状態およびサービス提供などの状況から，健康度の現状値を求め，これらの情報を基礎として，健康改善の可能性を数値として示している．歯・口腔領域においても目標項目と目標値が示され，これまで第1次が2000～2012年度，第2次は2013～2022年度の期間推進された．現在第3次として新たな方向性が提言されている．また，歯科口腔保健の推進に関する法律に基づき2012年より開始された「歯科口腔保健の推進に関する基本的事項」については，2022年10月に最終評価が行われた．そこでは，指標の一部が悪化している，歯や口腔の健康に関する健康格差がある，国・地方公共団体におけるPDCAサイクルの推進が不十分であるといったような課題が指摘された．これらの議論をふまえ，第二次の指標が設定され，計画期間（2024年度～2035年度）において目標及び評価の考え方を明確にした「歯科口腔保健の推進に関する基本的事項（第二次）」（歯・口腔の健康づくりプラン）が展開されることとなった（表4-1）．

　このように，各種統計データを利用して健康支援のための計画を策定し，計画の進捗状況を把握したり，その取り組みを支援するなど，健康情報の総合的管理と活用がなされている．そのため，健康支援の取り組みには，個人レベル，集団レベルでの健康度の把握が不可欠な条件であり，各種の健康関連記録や統計資料など，健康情報をみる目を養うことが大切である．一方で，近年，保健医療情報などから個人情報漏えい等の問題が生じており，保健医療従事者の守秘義務や個人情報の保護に向けた指導管理が強く求められていることにも十分配慮しなければならない．

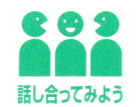

話し合ってみよう

①この1週間に，新聞記事やテレビなどに，どのような健康関連情報がでたか調べてみよう．
②その記事や番組を題材にして，関心をもったこと，納得できたこと，できなかったことについて話し合ってみよう．
③インターネットで，健康情報や統計資料を検索してみよう．

参考文献

1) 数見隆生：生きる力をはぐくむ保健の授業とからだの学習．農山漁村文化協会，東京，2001．
2) 健康日本21企画検討委員会，健康日本21計画策定委員会報告書：健康日本21（21世紀における国民健康づくり運動について）．（財）健康・体力づくり事業財団，太陽美術，東京，2000．30-31，38-39，41-45．

表4-1　歯・口腔の健康づくりプランにおける目標・指標の一覧

：健康日本21（第3次）と重複するもの

目標	指標	目標値
第1. 歯・口腔に関する健康格差の縮小		
一　歯・口腔に関する健康格差の縮小によるすべての国民の生涯を通じた歯科口腔保健の達成		
①歯・口腔に関する健康格差の縮小	ア　3歳児で4本以上のう蝕のある歯を有する者の割合	0%
	イ　12歳児でう蝕のない者の割合が90%以上の都道府県数	25都道府県
	ウ　40歳以上における自分の歯が19歯以下の者の割合（年齢調整値）	5%
第2. 歯科疾患の予防		
一　う蝕の予防による健全な歯・口腔の育成・保持の達成		
①う蝕を有する乳幼児の減少	3歳児で4本以上のう蝕のある歯を有する者の割合（再掲）	0%
②う蝕を有する児童生徒の減少	12歳児でう蝕のない者の割合が90%以上の都道府県数（再掲）	25都道府県
③治療していないう蝕を有する者の減少	20歳以上における未処置歯を有する者の割合（年齢調整値）	20%
④根面う蝕を有する者の減少	60歳以上における未処置の根面う蝕を有する者の割合（年齢調整値）	5%
二　歯周病の予防による健全な歯・口腔の保持の達成		
①歯肉に炎症所見を有する青壮年の減少	ア　10代における歯肉に炎症所見を有する者の割合	10%
	イ　20代～30代における歯肉に炎症所見を有する者の割合	15%
②歯周病を有する者の減少	40歳以上における歯周炎を有する者の割合（年齢調整値）	40%
三　歯の喪失防止による健全な歯・口腔の育成・保持の達成		
①歯の喪失の防止	40歳以上における歯周炎を有する者の割合（年齢調整値）（再掲）	5%
②より多くの自分の歯を有する高齢者の増加	80歳で20歯以上の自分の歯を有する者の割合	85%
第3. 生活の質の向上に向けた口腔機能の獲得・維持・向上		
一　生涯を通じた口腔機能の獲得・維持・向上の達成		
①よく噛んで食べることができる者の増加	50歳以上における咀嚼良好者の割合（年齢調整値）	80%
②より多くの自分の歯を有する者の増加	40歳以上における自分の歯が19歯以下の者の割合（年齢調整値）（再掲）	5%
第4. 定期的な歯科検診又は歯科医療を受けることが困難な者に対する歯科口腔保健		
一　定期的な歯科検診又は歯科医療を受けることが困難な者に対する歯科口腔保健の推進		
①障害者・障害児の歯科口腔保健の推進	障害者・障害児が利用する施設での過去1年間の歯科検診実施率	90%
②要介護高齢者の歯科口腔保健の推進	要介護高齢者が利用する施設での過去1年間の歯科検診実施率	50%
第5. 歯科口腔保健を推進するために必要な社会環境の整備		
一　地方公共団体における歯科口腔保健の推進体制の整備		
①歯科口腔保健の推進に関する条例の制定	歯科口腔保健の推進に関する条例を制定している保健所設置市・特別区の割合	60%
②PDCAサイクルに沿った歯科口腔保健に関する取組の実施	歯科口腔保健に関する事業の効果検証を実施している市町村の割合	100%
二　歯科検診の受診の機会及び歯科検診の実施体制等の整備		
①歯科検診の受診者の増加	過去1年間に歯科検診を受診した者の割合	95%
②歯科検診の実施体制の整備	法令で定められている歯科検診を除く歯科検診を実施している市町村の割合	100%
三　歯科口腔保健の推進等のために必要な地方公共団体の取組の推進		
①う蝕予防の推進体制の整備	15歳未満でフッ化物応用の経験がある者	80%

資料：厚生労働省「医政発1005第2号　歯科口腔保健の推進に関する基本的事項の全部改正について」より

3）厚生科学審議会地域保健健康増進栄養部会 次期国民健康づくり運動プラン（令和6年度開始）策定専門委員会 歯科口腔保健の推進に関する専門委員会：健康日本21（第三次）推進のための説明資料．2023, 5．https://www.mhlw.go.jp/content/001158870.pdf（2024/02/01アクセス）

5章 健康を支え合う仕組み

　新しい健康づくりの時代を迎え，健康は国民1人ひとりがその主体者として，自らの責任と行動により，つくり，守るものとなってきている．しかし，個々の力だけでは健康を保持・増進することができない側面もある．このため，ここでは健康支援の中心的な役割とされる私たちの身近な「家族」や，その個人と家族を取り巻く「地域社会（コミュニティ）」の役割について，また，地域社会で健康支援に携わる専門家の人々や，健康を支援する制度，組織などについて考えてみよう．

I　みんなでつくる健康

1　家族と健康支援

1) 社会化とケアの関係

　私たち人間は，家族のなかに生まれ，家族の愛情や保護，しつけなどを受けて育ち，そして自分を取り巻く近隣・友達・学校・職場などの集団に属し，地域社会との関わりや，他者との人間関係を通じて人格を形成し，規範を身につけ，社会の成員となっていく．この社会的人間として成長していく過程のことを「社会化」といい，また，人間は「社会化」される存在だけではなく，新しい社会をつくり，継承させていく存在でもあるといえる．

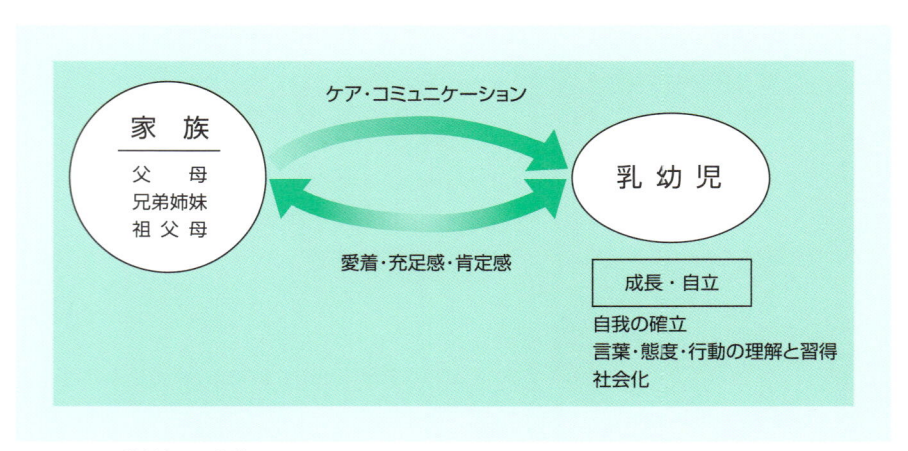

図5-1　乳幼児と家族との関わり

特に，家族における親の子に対する養育関係は，「ケア関係の原型」ともいわれ，乳幼児期からの親密なケアやコミュニケーションを通じて，子は人間としてのこころ，言葉，態度，行動などを身につけ，自我を確立していく．

このようなケアの関係を通して，ケアする者もケアされる者も相互に愛着や，生への充足感，肯定感が生まれるといわれる．

人間は，どのような家族のなかに生まれ，どのような家族との関わりやケアを受けて育ち，また，どのような社会環境で生きてきたかによって，性格や人間性，価値観，社会性などが大きく影響されるのである．

2）家族と機能

家族は日常の生活において，それぞれ互いに空気のような存在として暮らしており，家族の機能について考えることはまれである．しかし，家族の中の誰かにひとたび問題や事故などが起きたときには，家族は愛情や親密性を増し，家族の機能が顕在化され，支援や庇護，ケアのための対応がはかられる．

皆さんは幼いころ，家族の誰かに伴われ，保健所や保健センターで予防接種や健診などを受けた経験や病気やケガで，医療機関に通院，あるいは入院したことなどがあるだろう．このように家族の機能には成員がそれぞれの立場で弱い立場の者を保護したり，育成したりする扶養の機能，家族を不安な状態から守り，くつろぎや静養などの休息を与える機能がある．また，健康的な生活習慣を身につけ，不注意によるケガなど起こさないよう注意し，ルールを守り，社会規範を身につけさせていくなどの社会化の機能をもっている．さらには，家族の生計を維持し，生活に必要な経費や医療費を支払うなどの経済的な機能もある．

そして，子どもはこのような日常的な支援環境のもとに成長し，親となり，今度はケアする人間として新たな家族を形成していくのである．

また，従来は家族に病気や高齢化，死などの変動が起きたときには，常に家族によって支援やケアの中心的担い手としての役割や機能が果たされてきた．しかし，三世代世帯の減少や核家族化，高齢者の単独世帯の増加など，家族の形態が多様化した今日，すべての家族にそれがあてはまるとはいえなくなってきている．

個人の考えや生き方が尊重され，さまざまな価値観をもった人々との関わりや，人間関係で結ばれた社会を生きる私たちにとって，家族の定義も家族の機能や役割も多様になってきているということを認識し，新しい時代の家族の健康支援のあり方を考える必要があるといえよう．

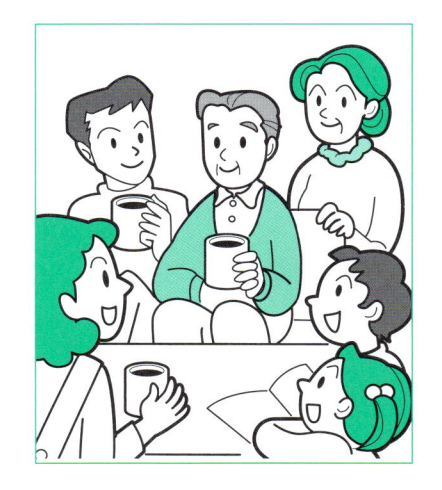

2 地域社会と健康支援

1) 地域社会における支援

もしあなたが健康を損(そこな)い病気になったとき，あるいは事故でケガをしたときに，家族からの支援が受けられなかったとしたら，どうするだろうか．

そのような場合，家族に代わる機能として，近所の人々や親戚，学校や職場の仲間などからの支援を受けた経験があるだろう．

本来，健康は国民1人ひとりが主体的に，自己責任のもとで保持増進していかなければならないものであるが，自己の責任と行動だけでは限界もある．そのため，家族の支援，地域における仲間や専門家の支援，さらには地域における諸制度や諸団体などの支援を受けることも必要である．

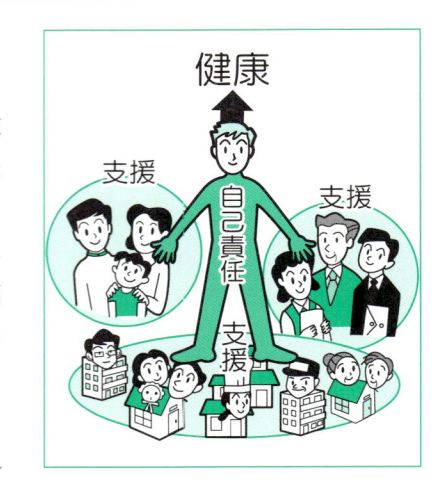

また，一方では，人間関係の複雑さ，煩わしさ，またプライバシーの問題など，近隣や地域住民と親密な関わりがもてない，あるいはもちたくないと考える人たちも多くなってきている．このため，専門職種や行政による健康支援や，地域での健康支援活動を行っている民間団体やボランティア団体の支援を求めることもある．

このように人々は家族や地域のなかで生涯にわたって人と関わり，「ケアし，ケアされる」という相互の支援関係によって社会的存在として自立し，成長していくといえる．新しい時代の健康づくりには，いままでの「支え，支えられる」相互の健康支援を再認識した視点が求められている．

2) 地域における健康支援活動

それでは，人々が健康に暮らせる社会を実現するための地域における諸制度や諸団体の支援にはどのようなものがあるだろうか．

専門職種による行政での健康支援は，居住する「地域」，「学校」，「職場」を単位として，ライフサイクルに沿ったそれぞれの集団を対象に展開されている．

まず，「地域」では市町村の保健センターや保健所などで，妊産婦や乳幼児を対象とした母子保健活動や，40歳以上を対象とした老人保健活動などが実施されている．「学校」では，児童，生徒，教職員を対象として，生涯を通じた健康の保持増進のもととなる保健教育と疾病予防のための保健管理が実施されている．また，「職場」では，各事業所において労働者の災害防止と健康管理のための保健活動が実施されている．

ただし，これらの健康支援活動は，定められた制度や方法に従って，集団を対象として実施されることが多く，多様化した日常生活を営む個人の自発的な健康

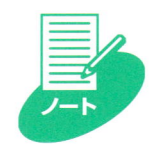

ノート

■ソーシャルサポート

家族・友人・隣人・地域住民などによる，有形・無形な支援のことをソーシャルサポート（社会的支援）といい，そのサポートシステムを「ソーシャルサポートネットワーク」とよんでいる．

の保持増進の支援にまでは至らない面もある．

それを補う社会システムとして，歯科医師会や歯科衛生士会などの専門職の団体をはじめ，他にも多くの職種の団体が，健康を支援する活動を行っている．また，地域住民が中心となって，問題解決のための対策を推進していくという地域住民の社会参加と活動が活発になってきている．そのような住民主体の社会的活動には，老人クラブ，母子愛育会，断酒会などの目的が同じ集団，また，NPO法人の活動や，自殺予防のための「いのちの電話」などのボランティアによる団体などがある．

これらの団体の多くが広く住民に対し窓口を開き，健康相談や健康づくりのための情報を提供しており，1人ひとりの目的に応じたより具体的な健康支援が得られるようになっている．

私たちは，専門職である歯科衛生士として，あるいは地域社会における1人の人間として，そのときどきで「支援する立場」，「支援される立場」に立つことになる．両方の立場を理解して健康支援に携わることが求められている．

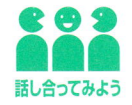

話し合ってみよう

①いままで，「家族」からのどのような健康支援が印象に残っているか話し合ってみよう．
②あなたの住む「地域社会」には，「健康日本21（p.50参照）」を推進していくための，どのような健康支援や環境整備がはかられているだろうか．情報収集し，レポートにまとめてみよう．

II 健康を支え合う人々

1 医療・保健・福祉に従事する人々

皆さんはいままで，病院などの医療機関や，保健所・保健センターなどの保健機関を利用したり，老人福祉施設や介護施設などを訪問したことがありはしないだろうか．では，国民の健康を保持増進し，QOL（生活の質）の向上や健康支援を担う医療・保健・福祉機関には，どのような職種の人たちが従事しているのだろうか．

医療・保健・福祉の領域は，多くの専門知識，精度の高い手技，複雑な機器の操作などを必要としており，これらに精通した専門職が求められている．そのような専門職種は国家資格（国が定める試験に合格した免許を必要とする者）や公的資格による職種だけでも20を超える．

ここでは，健康に関連の深い職種を表に示す（**表5-1**）．

表5-1　保健・医療・福祉分野の専門職種

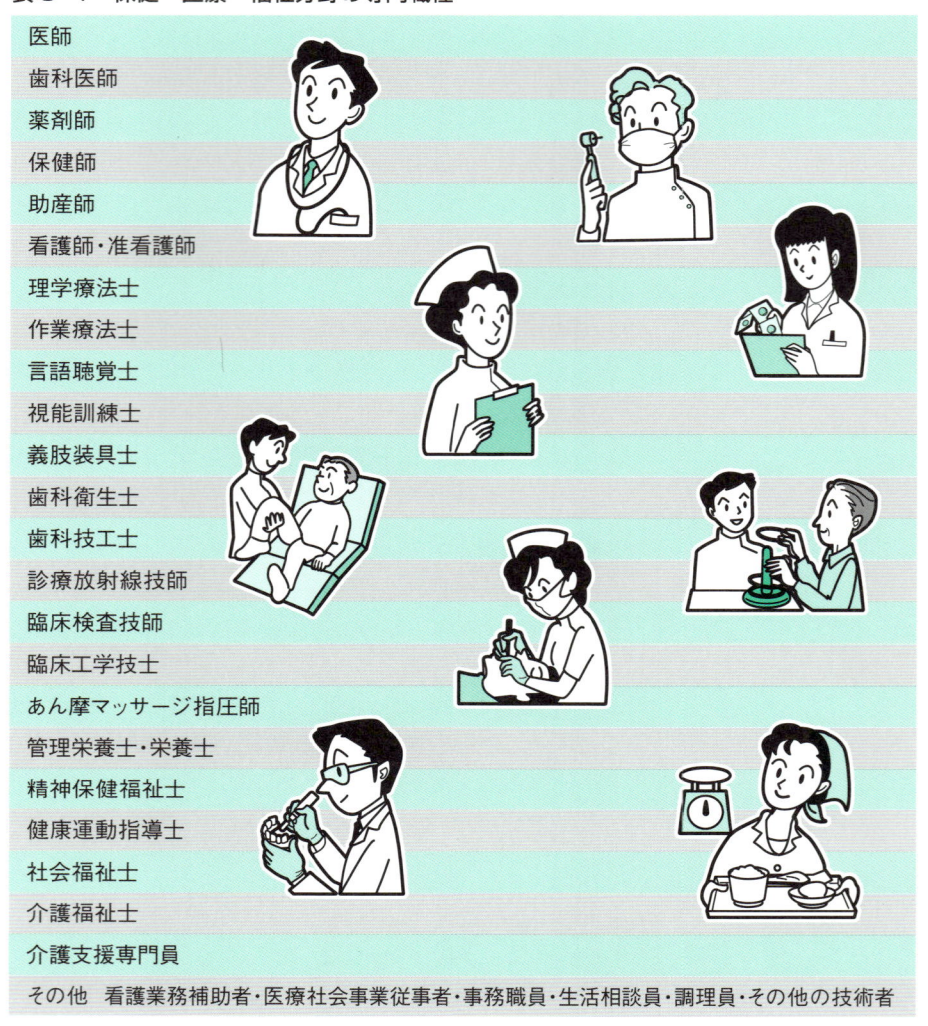

| 医師 |
| 歯科医師 |
| 薬剤師 |
| 保健師 |
| 助産師 |
| 看護師・准看護師 |
| 理学療法士 |
| 作業療法士 |
| 言語聴覚士 |
| 視能訓練士 |
| 義肢装具士 |
| 歯科衛生士 |
| 歯科技工士 |
| 診療放射線技師 |
| 臨床検査技師 |
| 臨床工学技士 |
| あん摩マッサージ指圧師 |
| 管理栄養士・栄養士 |
| 精神保健福祉士 |
| 健康運動指導士 |
| 社会福祉士 |
| 介護福祉士 |
| 介護支援専門員 |
| その他　看護業務補助者・医療社会事業従事者・事務職員・生活相談員・調理員・その他の技術者 |

2　健康を支援するチーム

　疾病の予防・治療・リハビリテーションなどにおいて，医療・保健・福祉分野の連携や他職種とのチームワークは重要な要素となってきている．

　チーム医療・チームケアは，他職種が協働（コラボレーション）して業務を遂行することで，患者や利用者を中心に，ベストな医療やケアについて他職種と意見交換し，協力的に関わっていくということである．QOL（生活の質）の向上を共通目標に，総合的，全人的に患者や利用者をみるためには，他職種の役割を尊重しながら専門性を発揮し，連携のとれたアプローチを行うことが必要である．

　2003年に施行された「健康増進法」の第17条には，「市町村は住民の健康の保持増進をはかるため，医師，歯科医師，薬剤師，保健師，助産師，看護師，准看護師，管理栄養士，栄養士，歯科衛生士，その他の職員に，栄養の改善，その

他の生活習慣の改善に関する事項につき，住民からの相談に応じさせ，及び，必要な栄養指導，その他の保健指導を行わせ，並びにこれらに付随する業務を行わせるものとする」とあり，法律的にも国民の健康支援のための他職種とのチーム活動が必要となってきている．

特に，高齢者や，障害をかかえる人たちに対しては，生活の質（QOL）の向上をはかり，日常生活を維持，継続していくことが第一目的である．また，在宅ケアにおける訪問や往診には，要介護者の問題だけでなく，要介護者を支える家族の肉体的，精神的ストレスも高く，心理的な面の支援や人的・物的社会資源の活用，社会福祉制度の利用など支援内容は多岐にわたる．

また，福祉の現場では，利用者や介護者の立場を中心に考え，他職種との連携，社会福祉制度や社会資源の利用など，統合した介護計画や福祉サービスを提供していく専門職種として，公的資格としての「介護支援専門員（ケアマネージャー）」が 2000 年に誕生した．

今後，医療・保健・福祉の連携はますます必須の条件となる．健康づくりの主体は国民 1 人ひとりであるという視点に立ち，専門職種の縦割り業務を見直し，それぞれの職種の人たちが，患者や利用者を中心としたよりよい健康支援やアプローチをしていくという方向に変わっていくであろう．

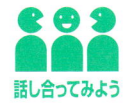

話し合ってみよう
①チーム医療，チームケアを実践するために，他職種の業務や役割についての理解を深めよう．
②他職種の人たちとどのような場面でどのような連携が必要か考えてみよう．

III 健康を支え合う制度

1 社会保障

1）なぜ社会保障が必要か

人の生涯においては，病気や事故によるケガによって健康を損うことや，また，失業や障害などによって経済的に困窮することがある．

1961 年にすべての国民に医療保険が適用される（国民皆保険となる）までは，健康を保持したり，疾病を治療するのに多くの費用がかかり，家庭における収入の多少によって，受けられる治療に差があった．また，疾病により仕事ができなくなると収入が途絶え，生活を維持することにも支障が出る場合がある．

社会保障制度はこのような疾病や事故の際に，国民の生活が破綻することを防ぐための国家の制度である．

この制度により，国民は，収入の多少に左右されることなく，一定の質が確保

された保障やサービスを比較的少ない自己負担で受けられ，健康を保持することができるのである．

2）社会保障の変遷

「社会保障」という言葉は，20世紀に生まれた新しい言葉である．世界恐慌後の1930年代のアメリカにおいて，失業や老齢，疾病，児童などの保障制度に関する法律の制定過程において，「社会保険」と「経済保障」という言葉の合成語として誕生したといわれている．

わが国では「社会保障」ということばは，1946（昭和21）年11月公布の日本国憲法の条文中に用いられ，1949（昭和24）年には総理大臣の諮問機関として「社会保障制度審議会」が設置され，翌年10月には同審議会による「社会保障制度に関する勧告」が出された．この勧告によれば，わが国の社会保障制度は「社会保険」「社会福祉」「公的扶助」「保健医療・公衆衛生」の4分野から構成されている．その後，戦後の復興と経済成長，人口急増，産業構造の大転換，国土開発，人口移動，高齢化の進展など，経済社会や人口構造の変化などを踏まえ，各時代の要求に応えながら，その充実がはかられてきた．

3）今日の社会保障

今日では社会保障制度の充実により，国民の健康な生活が保障されている．日本は国民皆保険を達成しており，医療保険の一部費用を自己負担することで，国民の誰もが公平に一定の質が確保された医療を受けることができる．母子保健法などに基づいて健康診査が行われ，そこで疾病が発見されれば，患者は自由に医療機関を選択し，保険で治療を受けることができる．また，介護保険制度により要介護認定を受ければ日常生活の援助サービスが受けられるなど，国民が健康で文化的に暮らすための多くのサービスを等しく受けられるようになった．

また，わが国では老後の年金制度，失業時や疾病時，障害がある者に対する生活の保障，児童手当，保育サービス費用負担，義務教育，高等学校，大学，など，個人のライフステージに応じた社会保障の適用の可能性も制度に定められている（図5-2）．

一方，1990年代後半から，社会保障給付費用の増大，経済の低成長，国の財政状況の悪化，社会保障に対する需要の多様化などが進み情勢に合う社会保障とするため，制度全般の見直しを行う社会保障構造改革が進められている．

人口構造の高齢化による社会保障関係給付の増加，少子化に伴い社会保障制度のみならず社会経済を支える労働力人口減少の見込みなどの変動は，社会保障の今後を考える上で難しい課題である．

本格的な高齢社会が到来して，高齢者のみならず，若年層に至る幅広い層で社会保障制度に対する不安をもつ人の割合が増えている．今後自分や周囲の人の健康な生活がどのような保障に支えられていくことになるのか注意しておく必要がある（図5-3）．

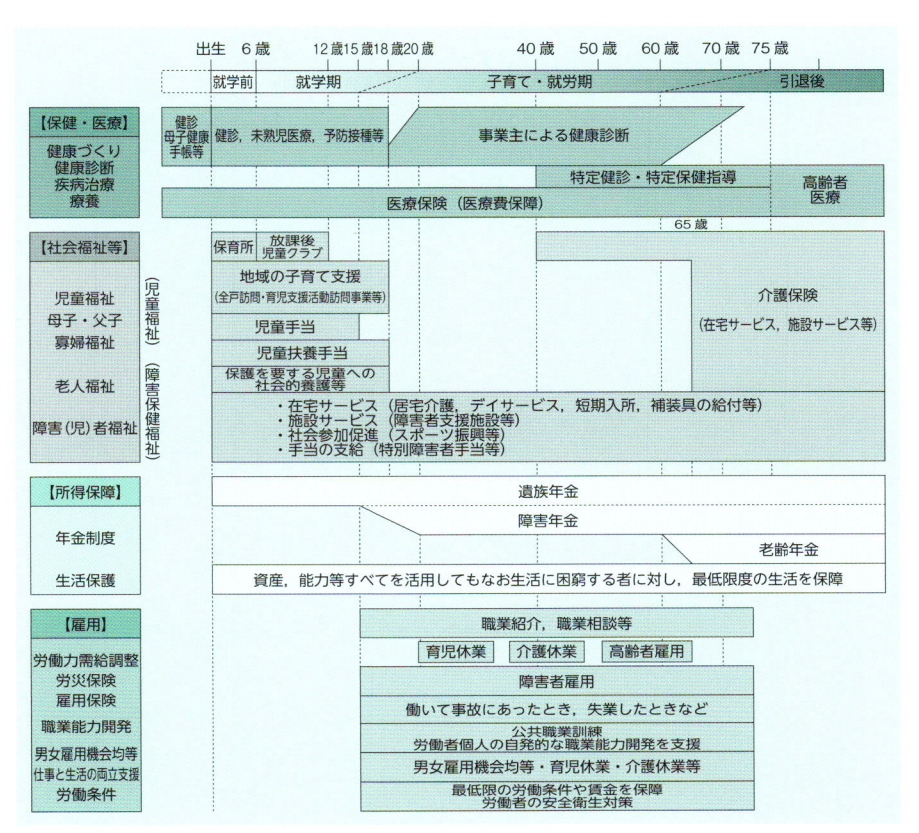

図5-2 ライフサイクルから見た社会保障
資料：厚生労働省「平成29年版厚生労働白書」より

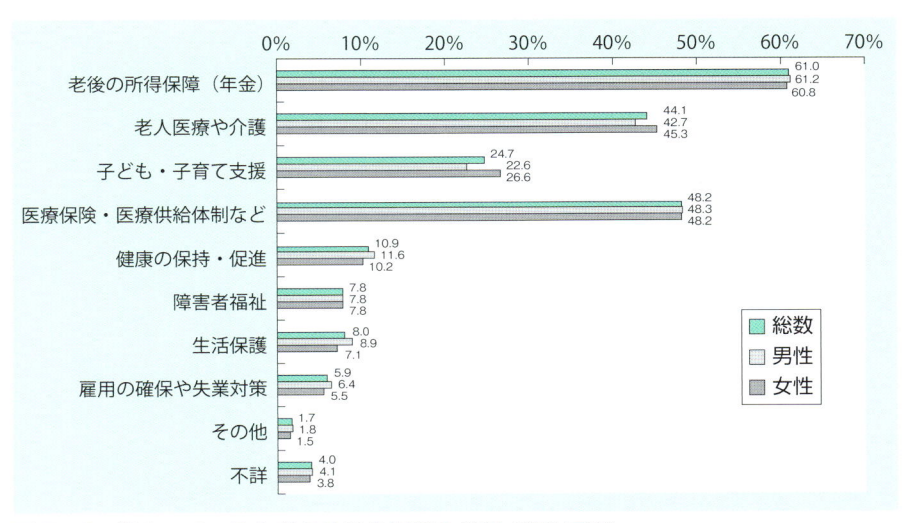

図5-3 役立っていると考える社会保障の分野（複数回答）
重要だと考える社会保障の分野は，「老後の所得保障（年金）」が71.1％，次いで「高齢者医療や介護」が48.2％，「医療保険・医療供給体制」が37.6％，「子ども・子育て支援」が29.5％，「雇用の確保や失業対策」が27.2％となっている．
資料：厚生労働省政策統括官付政策立案評価担当参事官室「社会保障に関する意識調査報告書」（2019年）より

社会保障はこれまでもさまざまな時の課題に直面しながら発展継続をしてきた．現在直面している課題についても幅広い論議を行い，社会保障制度をより安心できるものとして次世代に引き継いでいくことが必要である．

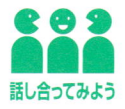

> **話し合ってみよう**
> 新聞や雑誌の記事を題材に，身近な「社会保障制度」の一例をあげてみよう．
> 日本と諸外国の社会保障給付について部門別（福祉：医療：年金）に比較してみよう．

2 ヘルスプロモーション

1977（昭和52）年にWHOは，「2000年までに世界のすべての人々に健康を」という目標を掲げた．その具体的な戦略として有名なものが，1978（昭和53）年におもに発展途上国に向けて出された「プライマリーヘルスケア」（アルマアタ宣言）と，1986（昭和61）年におもに先進国に向けて出された「ヘルスプロモーション」（オタワ憲章）である．

ヘルスプロモーションは，「人々が自らの健康をコントロールしたり，改善するプロセスである」と定義されており，ここでのプロセスには次のような意味が含まれている．

①健康の価値をあらゆる場で人々に伝えること
②人々に健康を獲得する能力（健康学習力）を身につけてもらうこと
③健康問題が保健医療の方法のみで解決できない全生活的な問題を内包しているので，他の分野の協力（分野間協力）を必要としていること

ヘルスプロモーション活動は，①健康的な公共政策，②健康を支援する環境づくり，③地域住民組織活動の強化，④個人技術の開発，⑤健康面にとどまらず，社会全体の政策としてヘルスサービスの方向転換にまで及んでいる．中心的な活動は大別すると個人の自助努力による「健康的なライフスタイル形成」と社会的な努力によって「環境を健康的なものに改善していくこと」である．

課題は，病気を治すという発想から健康をつくるという発想への転換，そしてコミュニティを巻き込んだ「健康なまちづくり」などの実現のため，新しい技術とトレーニング方法を開発することである．

このように，ヘルスプロモーションの特徴は，自分の健康は自分で守る（セルフケア）という従来の個人の生活戦略だけではなく，地域社会全体で健康づくりを支援し，社会環境を整備していくという視点に立った社会的・政策的方法である点にある．

3 健康日本21（21世紀の国民健康づくり）

1）国民健康づくり対策

わが国における国民健康づくり対策は，厚生省（当時）によって1978（昭和53）年からはじまった．初めの10年間（第1次）では，健康づくりの基礎となる3要素（栄養，運動，休養）の重要性が提唱された．1988（昭和63）年からの第2次対策（アクティブ80ヘルスプラン）では，先の3要素を主体とした生活習慣の改善による疾病予防と健康増進を目的として，具体的に，ライフステージに合った対象特性別の食生活指針，及び運動指針，休養指針が策定された．2000（平成12）年からの第3次対策では「21世紀における国民健康づくり運動（健康日本21）」と名付けられ，健康の増進・発病の予防を目的とした「一次予防」に重点を置いた対策を推進し，2012（平成24）年度末で終了となった．第4次対策は「21世紀における第2次国民健康づくり運動（健康日本21，第2次）」として，2013年から2023年のあいだ行われた．2013（平成25）年度からは前年度までの評価をふまえて，10年後に目指すべき姿を示した健康日本21（第2次）が展開され，2022（令和4）年末にとりまとめが行われた．

2）健康日本21（第3次）

健康日本21（第2次）最終評価において示された課題等を踏まえ，2024（令和6）年度からは，国民の健康の増進の総合的な推進を図るための基本的な方針に基づき，第5次国民健康づくり対策である「21世紀における第3次国民健康づくり運動（健康日本21（第3次））」が開始される．推進期間は2024（令和6）年度から2034（令和17）年度までの12年間とされている．基本的な方向としては，「すべての国民が健やかで心豊かに生活できる持続可能な社会の実現」というビジョンの実現のため，①健康寿命の延伸・健康格差の縮小，②個人の行動と健康状態の改善，③社会環境の質の向上，④ライフコースアプローチをふまえた健康づくりの4つが掲げられている（図5-4）．

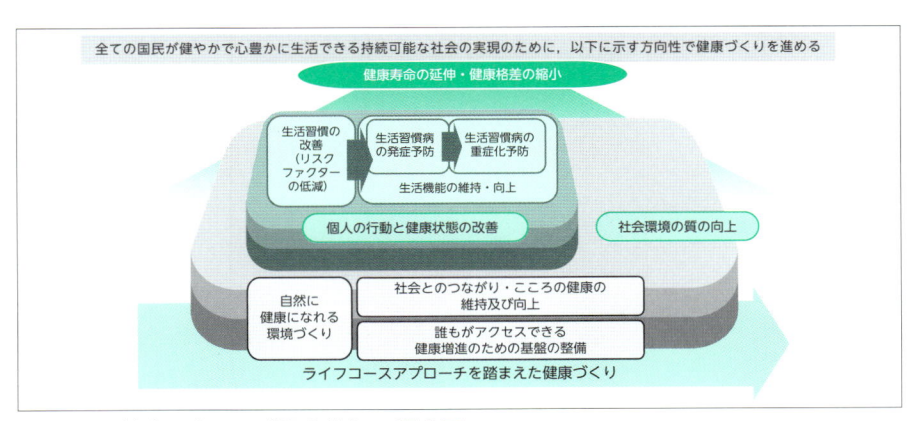

図5-4 健康日本21（第3次）の概念図
資料：厚生科学審議会地域保健健康増進栄養部会「健康日本21（第3次）推進のための説明資料（令和5年5月）」より

話し合ってみよう

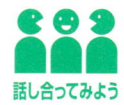

①健康日本21の目標値と，自分自身の現在の値を比較して考察してみよう．
②身近で「健康長寿の人」を探し，その人の生活習慣や生き方などについて取材し，レポートにしてみよう．

4 健康増進法

「健康日本21」の運動を推進していくための法律として「健康増進法」が，2003（平成15）年5月1日から施行されている．この法律は，国民の健康増進の総合的な推進に関して基本的な事項を定め，国民の健康の増進のための措置を講じ，国民保健の向上をはかることを目的としている．

そのため，国民，国および地方公共団体，健康増進事業実施者の3者についてそれぞれ以下の責務を定めている．

①国民：生活習慣の重要性に対する関心と理解を深め，生涯にわたって自分の健康状態を自覚して，健康の増進に努める．
②国および地方公共団体：健康の増進に関する正しい知識の普及，情報の収集・整理・分析・提供，研究の推進，人材の養成・資質の向上をはかるとともに，関係者に対して，必要な技術的援助を与えることに努める．
③健康増進事業実施者（保険者，事業者，市町村，学校など）：健康教育，健康相談など，国民の健康の増進のための事業を積極的に推進するように努める．

つまり，健康の増進は国民1人ひとりの主体的な努力によってなされるべきであるが，公共団体・企業などはその努力を支援する．そのために関係者は連携を

---

column

身近な健康増進法──喫煙にみる例

以前は，灰皿が街のなかのどこにでもあり，喫煙者がたばこを吸う場所に困らなかったものですが，ここ数年で分煙が広まり，健康増進法の施行によってさらにその制限が厳しくなってきました．

健康増進法では，環境整備の一環としてその25条において，"多数の人が利用する施設の管理者は，施設利用者について受動喫煙を防止するため，必要な措置を講ずるよう努めなければならない" と定めています．
それにより，

①施設内の喫煙場所と非喫煙場所の分割──分煙
②施設内の喫煙を一切禁止──全面禁煙
（施設：学校，体育館，病院，劇場，集会場，展示場，観覧場，百貨店，官公庁施設，鉄道駅，航空旅客ターミナル，美術館，博物館，社会福祉施設等）

が推進され，喫煙場所が制限されることで非喫煙者の健康，ひいては喫煙者の健康も守られるようになってきています．

はかり，協力していくというものである．

健康増進法のもう1つの性格は，栄養改善法（従来の栄養改善法は廃止）の内容を引き継ぎながら，生活習慣病の予防のために，栄養改善の視点だけでなく，生活習慣の改善を通じて健康増進を推進することである．

健康増進計画は，疾病予防と健康づくり，将来的には医療費の軽減としても意義がある．成人はもとより，子どもたちの健康教育にも力を注ぎ，日ごろの生活習慣の偏りをポジティブで健康的な習慣へと変容させていくことも必要である．

話し合ってみよう

① あなた自身，現在健康だと思いますか．
② 日常行っている「健康にいいこと」「健康に悪いこと」をあげてみよう．
③ 無記名で紙に書きだし，全体で継続したほうがいいこと，改善すべき点，またその成功例，失敗例などについてディスカッションしてみよう．
④ 課題をまとめてみよう．

参考文献

I, II
1) 新井宏朋ほか：健康の政策科学—市町村・保健所活動からの政策づくり．医学書院，東京，2001, 112.
2) 山崎喜比古・朝倉隆司編著：生き方としての健康科学第2版．有信堂，東京，2002.
3) 川﨑育郎ほか：新「福祉」をみる・考える・支える．中央法規出版，東京，2001.
4) 広井良典：ケア学—越境するケアへ—．医学書院，東京，2001.
5) 広井良典：ケアの意味を問いなおす—．総合ケア，12 (1), 22, 26-27, 2002.
6) 森岡清美・望月崇：新しい家族社会四訂版．培風館，東京，1997, 4.
7) 北原龍二編：看護学生のための社会学．医学書院，東京，2002.
8) 西川正之編：21世紀の社会心理学．シリーズ4．援助とサポートの社会心理学．北大路書房，京都，2000, 54-55, 84.
9) 日本歯科衛生士会編：歯科保健指導ハンドブック．医歯薬出版，東京，2000.
10) 浦光博：セレクション社会心理学8・支えあう人と人．サイエンス社，東京，1999.
11) ミルトン・メイヤロフ：ケアの本質．ゆみる出版，東京，2002, 13, 15-16.

III
1) 厚生省監修：厚生白書（平成11年版）社会保障と国民生活．ぎょうせい，東京，1999.
2) 後閑容子ほか：健康科学概論（第2版）．廣川書店，東京，2001, 9-11.
3) 島内憲夫：ヘルスプロモーション—愛と夢を育む健康なまちづくりをめざして—．日本歯科衛生士会学術雑誌，26 (1), 6, 1997.
4) 花田信弘：健康日本21．日本歯科衛生士会学術雑誌，30 (2), 10, 12, 2001.
5) 健康日本21企画検討委員会，健康日本21企画策定委員会報告書：「健康日本21（21世紀における国民健康づくり運動について）」．（財）健康・体力づくり事業団，太陽美術，東京，2000.
6) 多田羅浩三編：健康日本21—推進ガイドライン—．ぎょうせい，東京，2001.
7) 内閣府編：国民生活白書（平成13年度）家族の暮らしと構造改革．大蔵省印刷局，2002.
8) 加藤寛監：ライフデザイン白書（2000-01）．ライフデザイン研究所，東京，2001, 222.
9) 経済企画庁国民生活局編：平成10年度国民生活選好度調査．国立印刷局，1999.
10) 厚生労働省：厚生労働白書24年度版．
11) 田畑洋一編著：新現代社会保障論．学文社，東京，2006.
12) 佐藤進ほか：あたらしい社会保障・社会福祉法概説［第2版］．信山社，東京，2006.
13) 全国教育協議会監修：保健生態学．医歯薬出版，東京，2007.

6章 口腔保健からみた健康

ここまでは社会全体のなかでの健康についてみてきたが，私たち歯科衛生士を目指す者にとっては口腔保健を中心に社会の状況を確認することが重要である．

ここでは，口腔保健が齲蝕，歯周病の予防に役立つだけでなく，質の高い生活を営むうえでどのような役割をもっているかについて考えてみよう．

I 歯と健康

1 現在歯数と食生活

厚生労働省では，世帯における保健および福祉に関する意識，行動面の実態を時宜に適したテーマによって把握し，厚生行政施策の基礎資料を得る目的で種々の統計調査を行っている（p.39 参照）．

国民健康・栄養調査は，健康増進法に基づいて国民の健康増進の総合的な推進を図るための基礎資料を得るためのもので，毎年実施されている．

2017（平成29）年に行われた調査のなかで，「年代別のかんで食べる」という調査結果が表されている．

何でもかんで食べることができると回答した者の割合と20歯以上有する者の

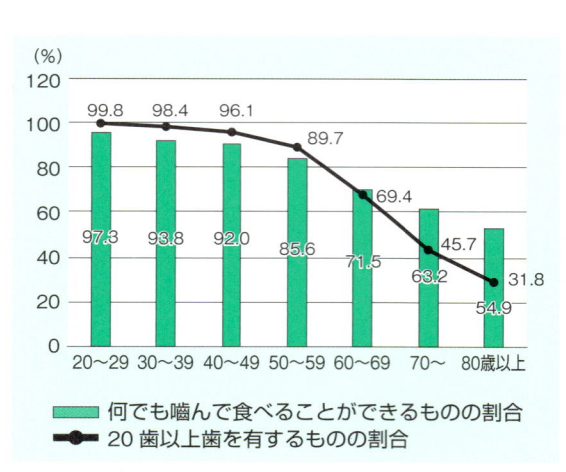

図6-1 何でもかんで食べることができると回答した者の割合と歯の保有状況
資料：厚生労働省「令和元年国民健康・栄養調査の概要」より

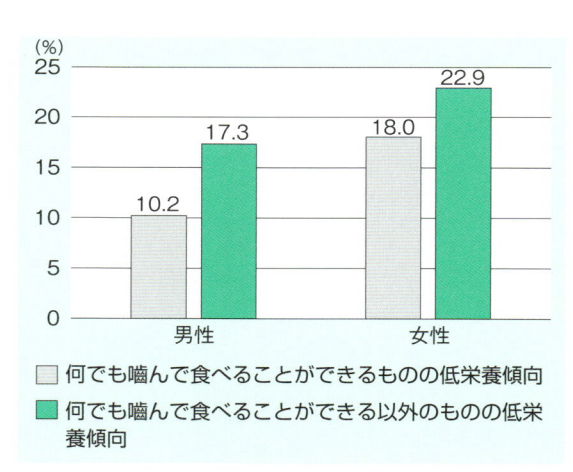

図6-2 かんで食べる時の状況の割合（70歳以上）

割合は60歳代から大きく減少し，年齢が高くなるにしたがって低下していく．ただし，70歳以上は68.9％であり，2004年に比べて約15％増加しているなど，年々増加傾向にある（図6-1）．

また，65歳以上で何でもかんで食べることができる者における低栄養傾向の割合は男性10.2％，女性18.0％である（図6-2）．

歯の本数が，食生活に大きく関与することは明確である．

2 8020運動

厚生省（当時）は，1994（平成6）年に「80歳で自分の歯を20本保持しよう」という8020運動を提唱した．快適な食生活を得るためには20本以上の現在歯が必要であるという視点に立った運動である．これによって，各都道府県の歯科医師会で8020表彰などの事業が展開されることになった．

その後，8020データバンク構築事業委員会や厚生科学研究などによって高齢者の口腔保健と全身的な健康状態の関係が明らかになってきた．

2000（平成12）年12月，日本歯科医師会の提唱によって「財団法人8020推進財団」が設立された．80歳になっても自分の歯を20本以上保つことで，高齢社会における国民の積極的な健康づくりに寄与することを目的に，広く国民運動を展開しようとするものである．

3 8020割合

歯科疾患実態調査では，現在歯数が20本以上の人の割合を「8020割合」として示している．それによると，1987（昭和62）年以降は，45歳以上で自分の歯を20本以上有する割合が調査のたびに増加し，特に60歳代の増加が目立っている（表6-1）．

80歳で20本以上保有する者の割合は，1993（平成5）年調査では10.9％であったが，2005（平成17）年調査では24.1％となり，2016（平成28）年調査では51.2％と半数を超えた．

表6-1 20歯以上ある人の割合の推移　　　　　　　　　　　　　　　　　　（単位％）

年齢（歳）／年	45～49	50～54	55～59	60～64	65～69	70～74	75～79	80～84	85～
平成5年（1993）	88.1	77.9	67.5	49.9	31.4	25.5	10.0	11.7	2.8
平成11年（1999）	90.0	84.3	74.6	64.9	48.8	31.9	17.5	13.0	4.5
平成17年（2005）	95.0	88.9	82.3	70.3	57.1	42.4	27.1	21.1	8.3
平成23年（2011）	97.1	93.0	85.7	78.4	69.6	52.3	47.6	28.9	17.0
平成28年（2016）	99.0	95.9	91.3	85.2	73.0	63.4	56.1	44.2	25.7
令和4年（2022）	97.9	95.5	94.9	89.3	81.4	72.1	55.8	45.6	38.1

資料：厚生労働省「歯科疾患実態調査」2022年より

4 健康日本21における歯・口腔の健康

健康日本21における歯・口腔の健康は，近年は全身の健康を保つ観点からもその取り組みが重要視されている．歯・口腔の健康づくりプランと内容面で関連が強いことから，第3次では連携が図られ，同プランにおいて設定されている目標の中から，特に予防・健康づくりの推進と関係の強い項目，すなわち①歯周病を有する者の減少，②よく噛んで食べることができる者の増加，③歯科検診の受診者の増加が，共通の目標として設定された．

5 歯科口腔保健の推進に関する法律

口腔の健康は健康で質の高い生活を営むうえで重要な役割を果たすことから，歯科疾患の予防と口腔の健康保持増進に関する基本理念を定めた「歯科口腔保健の推進に関する法律」が2011（平成23）年に制定された．この法律では，歯科口腔保健に関する知識の普及，定期的な検診・歯科疾患の予防処置，口腔保健支援センターなどについて，国・都道府県・市町村の責務のほか，歯科医師等の責務，国民の責務が定められている．

この法律にもとづいた具体的な対策として，4章でも述べたように2012年に「歯科口腔保健の推進に関する基本的事項（第1次）」として推進され，2024年から開始予定の「歯科口腔保健の推進に関する基本的事項（第2次）」（歯・口腔の健康づくりプラン）に向け，グランドデザインが描かれている（図6-3）．

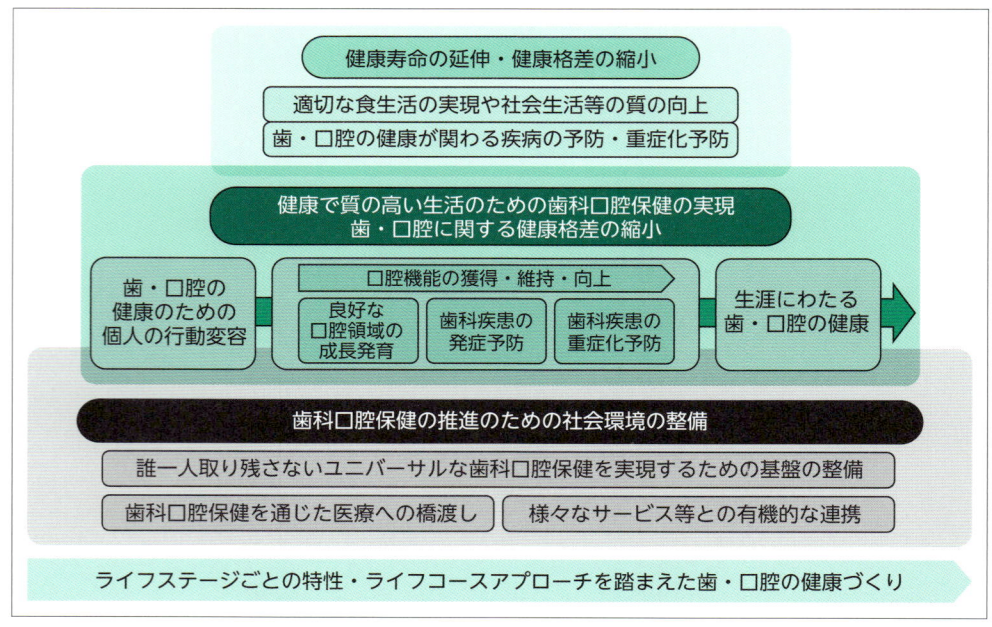

図6-3 歯科口腔保健推進のためのグランドデザイン
資料：厚生科学審議会地域保健健康増進栄養部会歯科口腔保健の推進に関する専門委員会「歯・口腔の健康づくりプラン推進のための説明資料（令和5年）」より

表6-2 現在歯数と生活習慣・実態との関係

	現在歯の本数	20本以上	10〜19本	1〜9本	0本
日常の生活行動の程度　　（％）	自分で自由に外出ができる	90.1	74.6	83.9	68.1
	杖や老人車を使って外出ができる	6.6	23.7	9.7	16.8
	介助なしでは外出しない	2.2	—	6.5	10.9
	屋内での生活に介助が必要	1.1	1.7	—	4.2
外出する程度　　（％）	ほぼ毎日	50.0	51.7	67.7	43.0
家族や親戚以外に日頃つき合っている人（平均）	—		16.1人	10.4人	10.4人	8.0人
日頃ストレスを感じること　（％）	ある	58.2	61.0	64.5	56.3
持病の有無　　（％）	ある	52.7	50.8	61.3	55.5
持病の日常生活への影響度　（％）	大きく影響している	29.2	33.3	31.6	42.4
食事が楽しみである　（％）		90.1	86.4	90.3	84.9
好きで日ごろよく食べているもの（％）	イカ・タコの刺身	35.2	27.1	19.4	10.1
	貝類	38.5	30.5	19.4	13.4
	あじ・いわしなど魚の干物	57.1	54.2	35.5	29.4
	するめいか	13.2	10.2	—	2.5
	うなぎの蒲焼	56.0	49.2	45.2	35.3
	ハム・ソーセージ	33.0	27.1	25.8	16.0
	りんご	59.3	50.8	48.4	47.1

資料：サンスター調査「70歳以上の男女300名に聞くシルバー世代の生活と歯の健康」より

6 歯と健康感

　それでは，健康な歯が多く存在すれば，私たちは食生活に満足し，豊かな生活が送れるのであろうか．

　ある地域で，8020達成者の表彰式が開催された．高齢者の集まりになるので医療チームまで待機させていたが，実際きた人々はいたって健康で，主催者側よりはつらつとしていたという笑い話さえあるぐらいである．"元気なお年寄りはやっぱり歯が元気"という傾向は，確かに存在している（**表6-2**）．

　ここで「かかりつけ歯科」のなかで働く歯科衛生士として重要な役割を考えてみると，それは専門家として，現在歯をいかに健全に保ち，喪失歯は義歯の使用をいかに快適にするかという指導を行うことにある．それによって，患者さんには，いままで食べることができなかったものを口にし，食感を感じながら味わい，語らいながら皆と同じ場所で同じ食事ができる幸せを感じる可能性が広がる．

　また，義歯の使用によって生じる顔の変化も忘れてはならない．口の周りにあ

る深い皺がのび，若い時代の顔貌に近づくため，鏡をみる機会も多くなるはずである．平成12年版の厚生白書によると，ある病院の高齢の女性入院患者にメイク指導などの「化粧療法」を週1回4カ月間行ったところ，9割近くの患者に表情の変化がみられ，認知症の患者ではおむつが取れた者もいたと記している．

「義歯を入れることで寝たきりの人が生きる意欲をもった」「若返って，生き生きとしだした」「行動範囲が広がった」など，義歯使用による生活の変化はよく聞くところである．

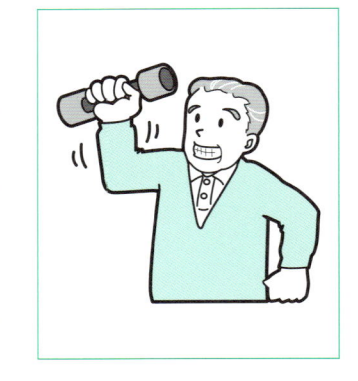

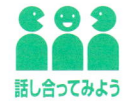

話し合ってみよう
①自分の周りにいる80歳以上の人々の歯の状態と全身とはどんな関係があるか調べてみよう．
②QOLには，歯の存在以外にも何が影響するかを考えてみよう．

Ⅱ 生活と口腔保健

1 口腔と機能

過去において，歯の健康を口腔の2大疾患である「齲蝕」と「歯周病」の治療と予防に重点を置いて対処していた時代があった．

現在においてもその対応は重要であり，健康日本21においても2010年の目標値が述べられているのは，この2大疾患に対してである．

しかし，これらの疾病に対して最大の注意を払っていても，口から食べられない人をみることがある．

多くの人は食事をするとき無意識に噛んで無意識に飲み込むことを日常何の疑問もなく行っているだろうが，実はこの行動は複雑な脳の働きのもとで，整然と行われているのである．人間の体は食べるという1つの動作にしても，口腔という1つの器官だけでうまく対処することはできないのである．1つの動作は連動しており，口腔は食物を最初に感知し次の動作に移すための要の部分になっている．また，生命を維持するうえで重要な呼吸を行う器官の一部であり，社会のなかで，外部との接点となる会話は，生きる意欲につながるものである．

ここで口腔の機能を整理してみよう．
①咀嚼，②嚥下，③味覚，④消化の補助，⑤呼吸，⑥発音・発声，⑦審美性，⑧会話，⑨その他

2 環境がみえる口腔内

1）口腔の変化に気づく

口腔は，みえる内臓といわれ，直接確認できる位置にある．

歯にはさまった食べかす，歯の汚れや歯石の沈着，歯科治療の状態，下顎の発達状態，前歯の磨耗などから，直前に食べたもの，口腔清掃の習慣，よく噛んで食べる習慣，管弦楽の演奏経験など，口腔をみることによってその人の生活習慣や健康に対する意識，さらには職業や経済状態まで想像することができるともいえる．

口腔の変化はその人の生活の変化に結びついていることがよくあるので，歯科衛生士としては，その変化に気づき，1人ひとりの状態にあわせた保健指導を展開し，歯科疾患の予防や回復の支援をしていくことが重要である．

2）齲蝕と砂糖

糖質が齲蝕に影響することは，多くの研究で証明されている．

竹内（1968）は，国民1人あたりの年間の砂糖消費量と小学校児童の齲蝕罹患者率とから，砂糖消費量の増減に5年遅れて罹患者率が増減することを指摘し，さらにその後の研究で砂糖消費量に比例して齲蝕経験歯数が増減することを疫学的に立証した．このことは今日なおいえることである（図6-4）．

砂糖は，菓子に含まれるだけでなく炭酸飲料などにも多く含まれており，市販菓子や炭酸飲料などの普及，さらに自動販売機の普及に伴い，齲蝕は全国に蔓延し地域差がなくなった．齲蝕の増加の裏に，農村部の食生活の変化や流通網の広

> **column**
>
> ### いつもと違う歯周検査結果
>
> 私は，おもに歯周病の継続管理を担当していましたが，あるとき担当していた患者さんのうち2人の中年男性が心筋梗塞を起こしていたことがあります．実は，1カ月ほど前にプロービングを行った際「お疲れ出ていませんか．特に値が悪くなっているわけではないですが，いつもとちょっと違う形で出血していますよ．出血部位が多いですし，血液に粘り気があります」と説明をしたところでした．2人とも，仕事が忙しくて疲れていると答えていたその矢先です．それからは，「私が検査したときに要注意ですよと申し上げたら，無理をせずに休養をとられますように」と説明を加えるようにしました．
>
> 他の患者さんにも，歯周検査でのデータがいつもと違う形であらわれれば，一言添えていたところ，「あなたにはお見通しだから嘘がつけませんね」といわれたものです．
>
> いつもとちょっと違う歯周検査の結果は全身や精神状態の健康を映し出すバロメーターになっているかもしれません．要注意！

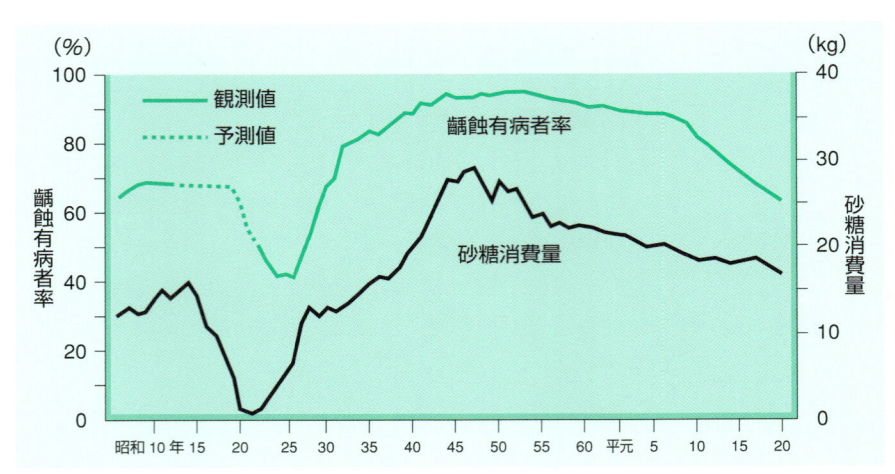

図6-4 国民一人あたり年間砂糖消費量と小学校児童の齲蝕有病者率
資料：文部科学省「学校保健統計―主な疾病・異常等の推移」，精糖工業会「ポケット砂糖統計」，農林水産省「砂糖の需給関係資料」，農畜産振興機構「統計資料　海外情報―主要国の1人あたり砂糖消費量」より

がりがみえる一例である．

　少子化や核家族化のなかで育った若い世代の母親は子育てに自信がもてない場合が多い．子育てに関する情報が次の世代に受け継がれにくい環境があったり，昔に比べて近所づきあいも疎遠になり，身近なところからの知恵が伝承されないことにその原因の1つがあるようである．

　そのようななかで，乳幼児の離乳が問題になるときがある．

　離乳が進むにつれて哺乳瓶に人工乳や牛乳以外の飲料を入れて与える機会が多くなりがちであるが，ジュースや乳酸飲料，スポーツ飲料などに含まれる糖分は乳歯の齲蝕につながり，「ボトルカリエス（哺乳瓶齲蝕）」といわれている．

　特殊なものを習慣化することが健康に悪い影響を与えることが少なくない．

　近年，砂糖が健康におよぼす害が理解されると，メーカーは含有糖分を減らすようになり，昨今ではキシリトールなどの，甘みをもつが齲蝕になりにくい甘味料が材料となっている．

　母子歯科保健においては，妊産婦から始まり，乳幼児，1歳6か月児，3歳児を対象として歯科疾患の早期発見，予防処置および保健指導等の個別対応，発症リスクの高い集団への継続的な管理や指導が市町村で行われている．

　その結果，3歳児での1人平均齲歯数は，ここ10数年のうちに約半数に減少してきている[1]．この成果は，母子歯科保健で継続的に行われてきた歯科保健指導の成果であるが，単に歯みがきを重視したものでなく，フッ素の利用，間食時の甘味食品や飲料の摂取に至る食生活指導など，幅広い対応がなされたためである．

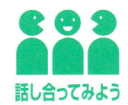

話し合ってみよう　清涼飲料水の成分を確認してみよう[7]

> **column**
>
> ## ペットボトル症候群
>
> 　ペットボトル症候群とよばれる病気が最近話題になっています．ペットボトル症候群とは，糖分を多く含む飲料水を連日多量に摂取する習慣がある場合に起こる糖尿病をいいます．病識はなく，高血糖による口渇が起こるためさらに摂取が多くなることで高血糖値が助長され，ひどくなると昏睡状態に陥り，死亡に至るケースも出ています．
>
> 　成人の1日あたりの糖分摂取量は50グラムまでとされていますが，炭酸飲料，コーラ，果汁飲料，コーヒー飲料の糖分は多いものでは約10％程度となっているので，500 mlのペットボトルですでに1日摂取量の50グラムに達します．ペットボトルを1日に2本以上摂取していれば要注意です．
>
> 　歯科の専門職としては齲蝕の予防にはシュガーコントロールが重要であるため飲料水の糖質量に注目する必要があります．清涼飲料水のなかでも，炭酸，乳酸，スポーツ飲料は酸性度が強く，歯を溶解する危険性もあるのです．
>
> 　お茶や水が販売される時代です．歯科衛生士としてペットボトルの飲料水にも関心をもって生活したいところです．

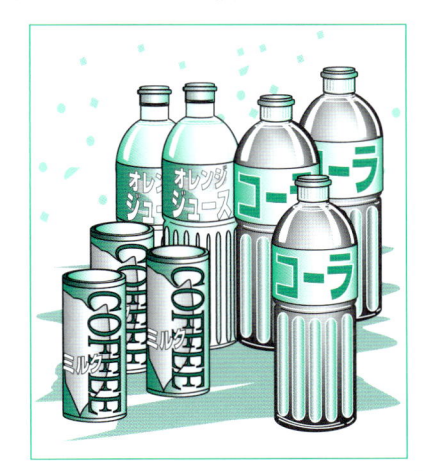

3）虐待の早期発見

　わが国においては，少子化が急速に進行している一方で，子育てに対する母親の悩みや負担感の増大が問題になっている．このような状況のなかで，等しく生を受けたにも関わらず，保護者を含めた成育環境の違いによって受ける子どもの虐待が問題となっている．

　全国の児童相談所における虐待相談処理件数は，1999（平成11）年には11,631人あり，10年前の10倍となった．2000（平成12）年には，児童虐待防止法の制定があり，身体的虐待，性的虐待，養育の拒否や怠慢，心理的虐待について，発生予防，早期発見，早期対応，保護・指導およびアフターケアなどの対策が講じられているが，その後も件数は急激に増加し，2015（平成27）年には10万人を超えその後も増加の一途をたどり，5年後の2020（令和2）年には20万人を超えた（図6-5）．

　子どもの命が奪われるような重大な事件も後を絶たず，行政・教育・医療などのさまざまな分野が連携してその対応に取り組み始めている．

　虐待を受けている子どもの多くは，主に乳幼児・学童である．この時期に実施

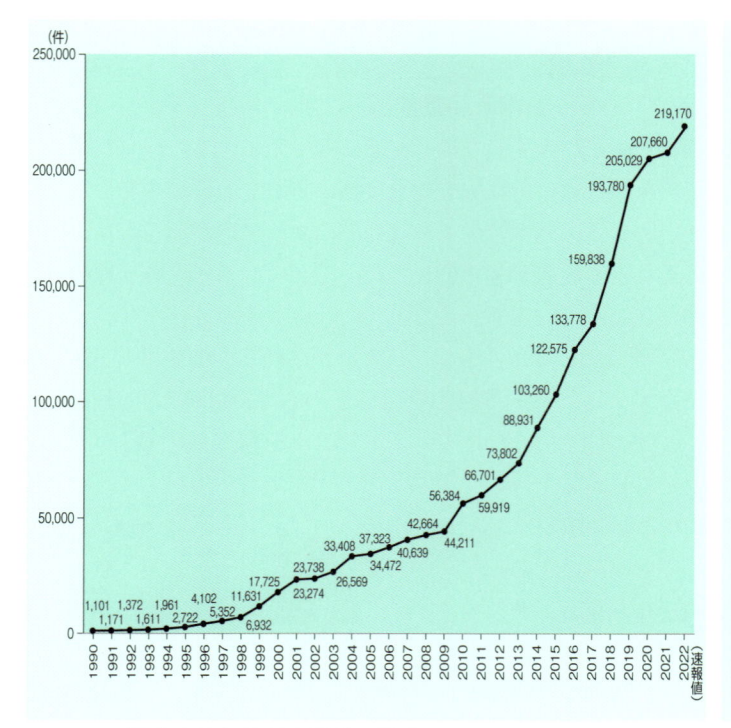

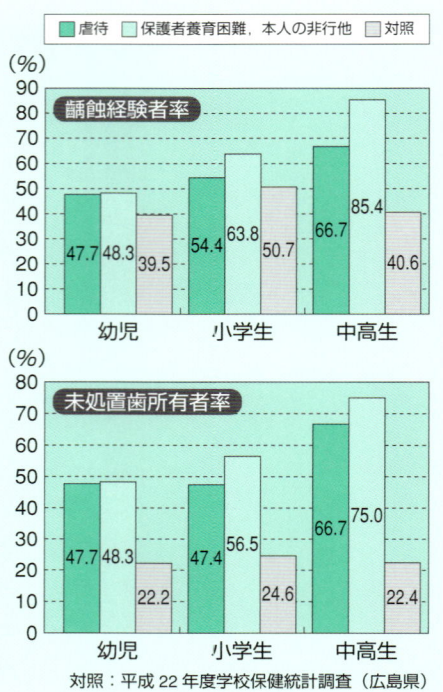

図6-5 児童虐待相談対応件数の推移
資料：こども家庭庁「令和4年度児童相談所における虐待相談対応件数」より

図6-6 要保護児童の齲蝕経験者率と未処置歯所有者率（一部改変）

される1.6歳児，3歳児健診や乳幼児歯科健康相談，学校歯科健康診断は，虐待の兆候を観察できる場であることを意識しなければならない．

同様に要介護高齢者についても，不潔な口腔状況から介護が放置されている可能性を推測することができる．在宅訪問などで要介護高齢者に関わる歯科衛生士は，今後このような視点ももって接することが大切である．

一例として，広島県では，行政・歯科医師会・大学で構成される協議会において，児童相談所やこども家庭センターの一時保護施設に入所した要保護児童を対象に口腔内の状態を調査し，一般児童との比較検討が行われた．その結果，要保護児童（虐待と養護・非行・その他不登校などの状態とに区分）には，いずれも齲蝕経験者率および一人平均未処置歯数が多いことが示された（図6-6）[14]．

子どもの齲蝕予防は，親の責務といわれることが多い．養育環境が口腔状態に反映することもある．齲蝕を多数歯にわたって発症・放置されている場合には，子どもを取り巻く環境の問題を早期に発見できる可能性がある．

4) ストレスの影響

少子高齢化による世帯構造の変化や，経済不安など現代社会に生活する私たちの環境は，かなり厳しい状況に置かれている．

健康意識に関する調査（2014年）より世代別の不安や悩みをみてみると，20～39歳で多いのは「生きがい・将来のこと」「収入・家計・借金」「仕事上のこと」「職場の人付き合い」が多く，40～64歳になると「収入・家計・借金」「自分の

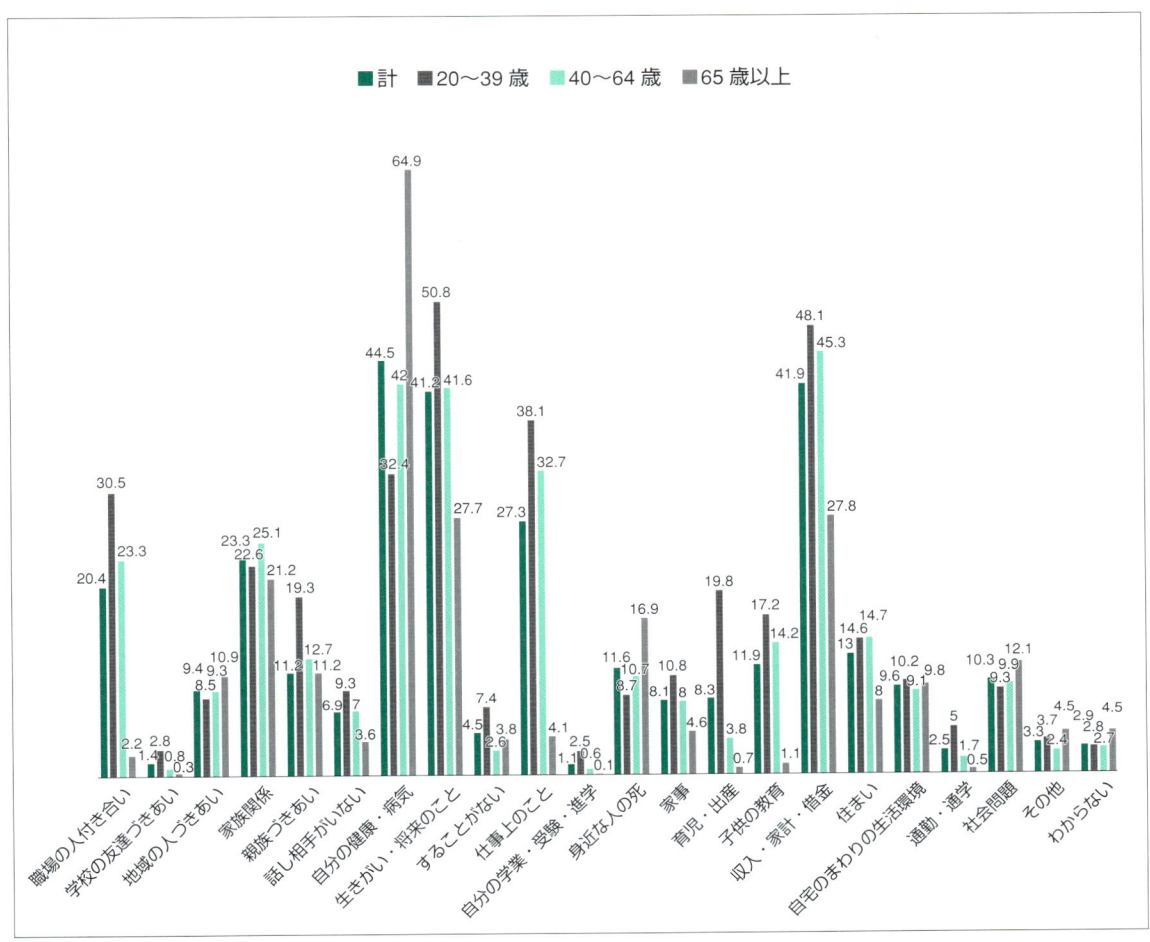

図6-7 世代別不安や悩みの具体的内容
資料：厚生労働省「健康意識に関する調査（2014年）」より

健康・病気」に次いで「生きがい・将来のこと」となる．年齢が高くなるつれ自分の身体のことが不安になる傾向が伺え，65歳以上では「自分の健康と病気」をあげる人の割合が64.9％となっている．「収入・家計・借金」と「生きがい・将来のこと」は年齢が高くなるにつれ減っている（図6-7）．

そのようななか，齲蝕や歯周病ではないのに，歯痛を訴える人が増えているという．こうした患者さんの痛みには，神経に問題がある「神経因性疼痛」や，ストレスなどが原因と考えられている「心因性疼痛」，咀嚼筋や周辺組織に問題がある「関連痛」などがあるといわれている．関連痛では，ストレスのためか夜中に歯ぎしりをして咀嚼筋を酷使していることが原因の場合もあるという．原因がわからないまま抜歯や抜髄を繰り返されて症状の悪化を招くケースもある．

歯痛の原因は必ず歯にあるとは限らず，いろいろな要因が複雑に絡んでいる場合があるということを認識し，かかりつけ歯科に勤務する歯科衛生士は，口のなかだけをみるのではなく，患者の置かれている状況までを理解して，その健康管理に従事することが大切である．

3 口から食べる生活のために

1）誤嚥性肺炎の予防

　肺炎は，高齢者の死因の上位に位置しており，その半数以上は誤嚥性肺炎によるものといわれている．誤嚥性肺炎は，口腔内に常在する微生物が嚥下反射や咳嗽反射などの防御反射機能が低下することによって肺に到達し，細菌が増殖して肺炎を起こす場合と，胃食道逆流現象に食物そのものが異物となって肺炎を起こす場合がある．

　疾病が重かったり認知症が進んだ要介護高齢者のなかには，みずからの口腔の健康保持が難しくなる者もいる．その場合は，歯科医療担当者をはじめとする人々による口腔のケアが必要となる．

2）口腔のケアの必要性

　おいしく食べることは，誰にとっても重要な生活の一部分である．それが，加齢や歯・口腔，摂食・嚥下機能の低下によって阻害され，経口摂取が困難になったとしても口腔のケアは必要とされている．

　機能が低下した器官は，質的・機能的萎縮をきたしてしまい，唾液の分泌量の低下，口唇の閉鎖不全，口呼吸による口腔乾燥などによって，粘着性の舌苔の付着や口臭，歯周炎，カンジダ症，味覚障害が発症しやすくなるからである．

　口腔のケアを行うことで，細菌数を減少させ，機能を維持させ，口腔内細菌が関与しているとされている全身疾患の発生予防や改善をはかることができるのである．

3）口から食べることの効用

　ここで歯が存在していても食べることに障害がある人がいることを知っておかなければならない．難病や脳血管障害などの疾患で，食べる機能が麻痺したり，機能が落ちてしまった人々である（摂食・嚥下障害）．このような場合，摂食・嚥下の機能回復のために，歯科衛生士として口腔の機能回復に携わる場合も少なくない（図6-8）．この部分は，多職種連携で行われており，QOLの向上に深く関わる部分である．

　口から食べることができなくなった場合，チューブ栄養が適用される患者のケースも多い．しかし，機能を代替する前に，機能障害に対処する方法についてももう一歩進めて考え，高齢者に対するとき，余命をどのように過ごすことが人間として幸せなのかを考える必要がありそうである（図6-9）．

　今日では時間をかけても口から食べる努力がなされており，そのため摂食機能障害防止に関する研究も進められ，機能訓練が行われている．目で楽しみ，香りをかいで，口から食べて味わう食生活を行うことで，寝たきりの生活から回復する高齢者の例も多くみられる．

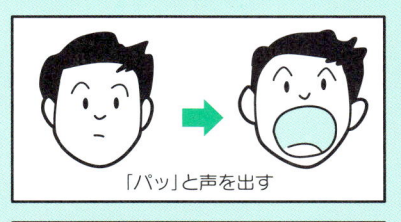

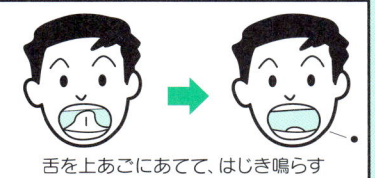

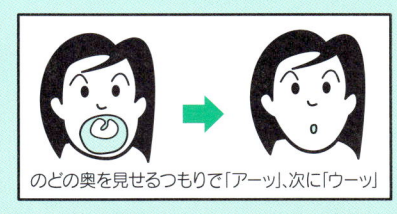

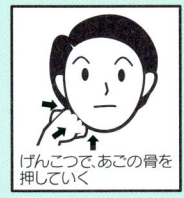

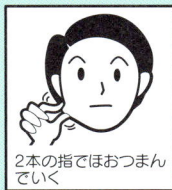

図6-8 口腔の機能回復の運動

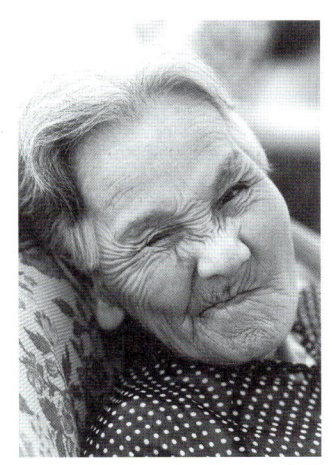

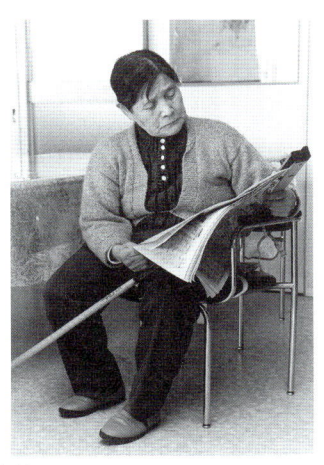

図6-9 生き生きとした表情の高齢者
老人医療や介護の現場でチューブ栄養の高齢者をよくみかけるが，口から食べるからこそ元気になるという信念に基づいて，チューブを外す試みを続けている施設もある．根気強いスタッフの努力により，チューブを外すことに成功し口から食べることができるようになった入所者の事例も出てきている．多少の身体機能の低下があっても普通の生活を送ることはできる．図のような生き生きとした表情を保ってもらうために歯科衛生士として何をしたらいいのか考えたい．
（写真提供：特別養護老人ホーム誠和園）

column

食育について

　1980年ごろから社会では，離婚の増加や晩婚化，青少年問題の増加が問題となりはじめ，家族の関係が変化しました．核家族で，両親共働きという家庭も増え忙しい日々のなか，子どもの習いごとや塾通いは夜間に及び，生活のリズムは夜型へと変化しています．

　この激動の社会のなかで，大きく影響を受けたのが食事です．一家団欒という言葉は死語になりつつあるのでしょうか．子ども1人で食事をとる「孤食」（国民健康・栄養調査）は避けられない現象となっています．

　さて，「食育」という言葉が最近よくマスメディアで取りあげられるようになりました．子どもが食の大切さを知り，自分で体によい食物を選んで，健康管理できるように学習する活動とされています．しかし，近年の子どもの朝食欠食率の増加や孤食，個食，栄養摂取の偏りは社会問題となっており，大人になってかかる生活習慣病は，子どもたちに忍びよっているといわれています．

　このような背景から，国民が生涯にわたって健全な心身を培い豊かな人生をはぐくむための食育の推進を目的として，2005年に食育基本法が定められました．この当時から私たちは食事のあり方を意識し始めました．

　食事を摂る環境が子供に影響している一例があります．

　「いただきます」「ごちそうさま」といえる子供の家族では，バランスのよい食事がなされているといいます．あいさつをするには，一緒に食事をする家族が必要であり，食卓を囲むことで何種類ものおかずが並ぶためだからです．さらに食べるときにあいさつができる子どもは，生活習慣が安定しているといわれています（表）．犯罪が低年齢化していて，子どもとどう接するかを見失っている現代，子どものころからの楽しい食生活の環境作りは大きな課題となっているのかもしれません．

乳幼児の「いただきます」「ごちそうさま」と生活との関係

	あいさつをほとんどする	あいさつをあまりしない
朝食は毎日食べる	92.1	79.8
食事中の立席はあまりない	55.9	32.7
食べ物をとても大切に食べる	32.2	11.7
就寝時間はほぼ決まっている	50.6	32.6
排便は毎日ある	75.8	68.7
食事はとても楽しみにしている	67.7	38.1
自分のことを自分でやりたがる	63.7	41.4

資料：足立己幸「子どもの健康づくりと食育推進啓発事業─食育に関するプログラム」[13]より

III QOL と口腔保健

これまでみてきたように，1人ひとりの生活スタイルが変化してきており，人々の生活に対する価値観もさまざまである．このような社会において QOL（クオリティーオブライフ）とはどのようなことだろうか．口腔保健に与(あず)ることで歯科衛生士は人々の QOL にどのように関わるのだろうか．

1 QOL の向上を支援する

交通事故に遭い入院している知人が，「今日はね，職場の仲間は老人施設を訪問しているのですよ．面倒だなと思っていたのですが，行けないのは残念ですね」と，社会人としての生活が満足されない"不健康"を嘆いていた．

Quality of Life は「生活の質」と訳されることが多い．しかし，アメリカで 1970 年代に提唱された QOL は "joy of live" であったという．つまり QOL は，「自立した個人として，どのような生き方を選択し，自ら責任をもっていまを生き，これからを生きるのか」を問う言葉といえるだろう．また，個人は社会のなかで生活していることから，現実にはそれは「他者との支えあいのなかで」問われ，実現されていくものである．

では，「自立した個人」とは何だろう．"自立する"は，受け身の姿勢から自ら何かを求めて行動する姿勢へ変わることである．「自立する」ことは，自分の目標・目的をもつことであり，それを社会生活のなかで達成する方法を考え，行動することである．もちろん，自立する行動に伴うリスクを納得し，責任を自分に課したうえでの実行であり，実現である．

歯科衛生士が行う QOL 向上の支援とは，そのような対象となる人の自立に向かう行動を手伝うものである．

2 歯科医療の場から QOL の向上を支援する

歯痛は，身体的な健康が損なわれている状態にあることを人に認めさせる現実である．それと同時に，仕事に集中できないなど，社会的な健康や精神的な健康を損う側面ももっている．

そのような歯科疾患に対して行われる歯科医療処置は，たとえば，「入れ歯を入れて腹に力が入り，気力が出てきた」とか，「歯科衛生士さんに歯をきれいにしてもらい，まだ自分の歯があることを自慢したくなった」など，身体的だけでなく，社会的・精神的側面から，人々の健康を好転させることができる．

また，「（歯科衛生士さんに）教えてもらったように口の周りをマッサージしていたらおばあちゃんの表情がしっかりしてきて，食べものをあまりこぼさなくな

ったし，前にかけているタオルが汚れなくなったんです．うれしいですね」など，当人の健康や QOL ばかりでなく，支えとなっている家族の QOL も好転させている．身だしなみを整えることを大切にするある人は，義歯を新調して死を迎える顔に満足し，ターミナルにおける QOL を向上させていた．

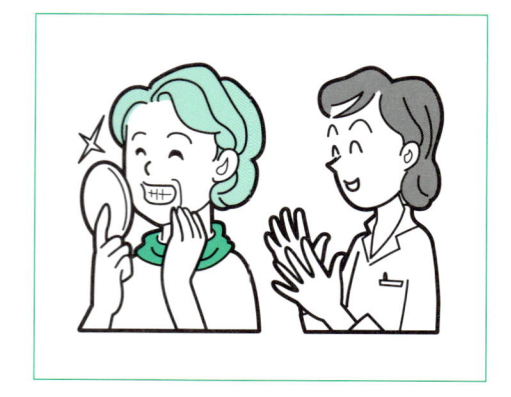

　歯科衛生士は，口腔を構成する組織・器官あるいはそれらがもつ機能を対象にして専門的に対処し，人々の健康に寄与している．その行為は，予防，治療およびリハビリテーションであり，さらに助言や指導をもって，人々が行う健康の維持・増進に力を貸すものである．"患者"とよばれるマイナス面を治そうとするだけでなく，健康への関心を高めるなどして，歯科衛生士は任務を果たすのである．

3　自立を支援する

　自ら何かを求める行動は，その結果までのすべてが当人の責任に帰すことになる．「自立を支援する」とは，対象となる人が享受する喜びの結果も苦難に悩む結果も可能な限りすべてを予測して，相談にのり助言して手を貸し，対象となる人が目的を達成できるように応援することにある．寝たきりの高齢の人を対象にした「起きて介護者と一緒にお茶を楽しむ」を目標にした口腔からのケアなどは，わかりやすい自立支援の例である．

　歯科衛生士の役割は，"口腔"を対象に健康を目指して行う自立支援にあるというが，では来院する患者さんは自立しているだろうか．処置の説明を聞くより前に「すみません，どうぞよろしくお願いします」といわれることがあるが，この患者さんは，医療者側に処置法の決定を預けている．保健行動についての，口腔観察結果だけを基にした「歯石がつかないように，○○のように磨いてください」という指示は，行動の目的もそれを達成する手段も歯科衛生士の専門的価値をもとに決定されている．前に示した例に対し「では〜します」と処置に移るなら，この２つはともに，医療者側に，患者さんの自立への配慮が欠けている．

　自立を支援するには，治療の目的が対象とする人の生活のなかで見極められなければならないし，処置法の選択肢がそれぞれの長所・短所とともに提示されなければならない．多くの患者さんは処置法の決定に迷うことだろうが，そこに，相談にのり助言する支援者としての歯科衛生士の存在価値がある．歯科衛生士として患者さんの QOL 向上を目指すには，適宜「言葉を添える」あるいは「代弁する」などして，相手の気持ちがうまく表出されるようにしなければならない．

また，「健康は人生の目的を達成するための1つの手段である」というのは，人々のQOL向上を支援する者に欠かせない考え方である．人にとって健康であること（たとえば，人間関係をよくすること）は目的ではなく目標であり，自分らしく責任をもって生きるための1つの手段なのである．

4　ニーズを明らかにする

　口腔を介して行う保健を専門とする職種として，歯科衛生士は，他人の生活・他人の人生に関わることになる．それは，非常に大きな責任を伴うことである．歯科衛生士の免許をもつことになるあなたが他者に関わることができるのは，歯科衛生士の免許があるからではなく，あなたという人間が相手に受け容れられたからである．「教養を伴わない専門職は，その業務展開に自ずと限界がある」とは，ある卒業式で心に残った式辞の1節である．

　人は1人ひとり異なった個性（口腔内の状態も個性の1つ）をもつ存在であり，またいま目の前にいる存在は，10年前に拝見した人であっても10年前と同じ個性の人ではない．10年の歴史を刻んだ人であり，そのことはQOLの向上を目指す計画に重要な影響を与える．私たちは専門家のニーズではなく患者さんのニーズに応えるように，専門家としての能力を発揮することが求められている．

　では，どのように患者さんご自身のニーズをくみ取り，支援するのだろうか．老人施設に入所し，座位は保てるが日中もベッド上で生活する○子さんを例に，支援について考えてみよう．

　○子さんは部分床義歯を使用しているが，クラスプをかけていた右上の犬歯が歯頸部から折れ，義歯が不安定になってしまった．

　右上の犬歯を処置して部分床義歯を新調あるいは修理し，できるなら他の悪いところも治してセルフケアの方法を習得していただくことが，○子さんの問題解決法として考えられる．

　しかしこの解決法（計画）は，「鉤歯が残根になった」「部分床義歯が不安定になった」という事実だけを対象にした，専門家のニーズを解決しようとしているに過ぎない．○子さんは何に困っているのか，どのようにしたいのか，それはなぜなのかが問われていない．

　好きだった里芋の煮っころがしが頬張れないことを残念に思っているのかもしれないし，面会日に歯が欠けた顔で孫に会いたくないのかもしれない．あるいは，費用のことを気にしているかもしれない．アセスメント（注：ここでは情報収集から将来予測を含む問題把握までを意味する）がしっかりできていて患者さんのニーズが整理されていなければ，専門家のニーズを解決する方法の押しつけになってしまう．立派な義歯が新調されても○子さんの自立は促されないかもしれないし，QOLは満足されないかもしれない．

　歯科衛生士は患者さんのことばを聞かなければならないが，ことばを聞くには，

その人の生活や生きている社会を把握しようとする態度が欠かせない．目標および行動計画は，アセスメントに従って導かれる．アセスメントによって，誰に何を伝えるべきか，あるいは問題解決の順序や方法が具体化される．

行動計画や目標は，評価されて継続されるが，自立に関与できたかという視点からも評価されなければならない．

5 他職種と連携して総合的に支援する

歯科衛生士が作成したアセスメントは，誰によって活かされるのだろうか．歯科衛生士であり，歯科医師あるいは保健師などの他職種によって活かされる．社会構造の変化は，歯科医院の歯科衛生士に，社会資源の1人としての役割を与えた．人はQOLの向上を求め，社会は組織としてそれを支援している．日本社会は医療・保健・福祉の連携した動きを求めているが，何を問題解決の共通用語にして連携するのだろうか．キーワードとして，「個性」「自立」「支援」の3つの言葉があげられる．そして，人々はいかに自分らしく生きるかを考え，「責任」をもって「選択」し，「契約」して「利用」することが，その基本に置かれる．したがって，対象となる人に関わる人の人間性が，支援に与える影響は大きい．

歯科衛生士に期待される役割をまとめてみよう．

①対象となる人のニーズを明らかにする
②口腔を介して行う保健のための具体的な選択肢を提示する
③対象となる人が口腔の保健状態を正しく理解するために，あるいは選択肢について考えることができるように，説明をする
④対象となる人がより適切な選択をするための，相談相手あるいは助言者になる
（②～④は，インフォームドコンセントに含まれる内容である）
⑤セルフケアを実行に移す意識形成および保健行動習得への具体的な助言をする
⑥将来にわたる保健の相談者になる
⑦多くの他職種と役割を分担して力を合わせ，総合的に支援する

これら役割を果たすためには，歯科衛生士も口腔ばかりでなくその人の生活を捉えたアセスメントを行いあるいは他職種のアセスメントもよみ，ニーズを判断しなければならない．同時に，歯科衛生士は，患者さんはもちろん他職種に対しても，説明する責任を負っている．

在宅医療を例に考えると，歯科衛生士も歯科医師ばかりでなく，医療・保健・福祉の他職種と連携して役割を果たす社会構造が構築されていることがわかる．地域の社会構造を住民の力で健康（QOLの向上）を目指す仕組みに変容しようとする取り組みも具体的になりつつある．住民と専門職が力を合わせて1つの目的に向かう仕組みが動きはじめ，その動きは歯科衛生士に社会資源として役割を

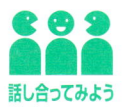

分担すること並びに能動的に参加することを求める．

> **話し合ってみよう**
>
> 4．に示した○子さんの事例について，対象の個性を想定し，目標や対処法について，お互いの考えを述べ合ってみよう．

Ⅳ これからの歯科衛生士

　歯科衛生士学校の入学試験で，「あなたはどうして歯科衛生士になりたいのですか」と尋ねられた人もいるだろう．どんな答えをしたか覚えているだろうか？
　わが国の歯科衛生士制度は，1948年の「歯科衛生士法」によってスタートし，今日まで70年の歴史をもち，わが国の医療関係者の制度のなかでも古参に属する．わが国の歯科衛生士の歴史を振り返ると，当初は1年間の養成を経て保健所における「歯科予防処置」の担当者としてスタートを切った．しかし，医療保険の普及とともに歯科診療所の患者さんが増加し，それまで看護師が行っていた「診療の補助」のうち「歯科診療の補助」業務が1955年から歯科衛生士にも認められるようになり，多くの歯科衛生士が歯科診療所や病院歯科に勤務するようになった．
　その後，1983年に修業年限が2年以上となり，1989年からは歯科衛生士の業務に「歯科保健指導」が加えられたことにより，医療施設や保健所のほか市町村保健センター，事業所の健康管理室などに勤務する者も増加している．
　また，2003年には健康増進法が施行され，生活習慣の改善により発症を未然に防ぐ予防対策が重視され，生涯を通じた健康保持増進のための健康教育や保健指導の重要性が高まった．また，口腔保健は，歯・口腔にとどまらず心身の健康につながり，生涯を通じて質の高い健やかな日常生活に結びつくと証明されている．さらに昨今では，超高齢社会のニーズに対応して修業年限が3年以上となり，2010年の入学者からすべての学生が3年以上の教育を受けることとなった．現在，全国で12万人以上が一生の仕事として歯科衛生士業務を行っており，この数は歯科医師数をうわまわり，歯科診療所では歯科医師1人に対して歯科衛生士1.25人となっている．また，歯科衛生士業務を医療や介護の場で活かす者も増加する傾向にある．
　このように，21世紀の歯科衛生士は新たな時代の流れのなかにある．学校における教育では，歯科予防処置，歯科診療補助，歯科保健指導をそれぞれの教科で学ぶが，これからの歯科衛生士にはこの3つの業務を総合し，口腔健康管理として継続的に実施する役割が求められており，その力が必要とされるだろう．すなわち，歯科疾患に罹患している人々に歯科疾患の進行を予防するだけでなく，すべての人々の歯科疾患を予防し，また，口腔機能の維持向上に務めることによ

って，すべての人々の口腔保健の向上をはかり，生涯を通じて質の高い健やかな日常生活を支援する立場にあるということである．

これらの役割を果たすための基本として「健康」と「社会」があり，そのなかで，人としての関わりの基本に信頼関係があることを忘れてはならないだろう．

最後に，歯科衛生士は Dental Hygienist とよばれている．Hygene の語源はギリシャ神話の健康の女神「Hygeia（ヒュギェイア）」に由来する．したがって，歯科衛生士は「歯の健康の女神」ということになる．あなた自身の歯科衛生士像を築いてください．

> **column**
>
> ### 歯科衛生士の由来
>
> 世界で最初の歯科衛生士は，1913年にアメリカのコネチカット州でDr.Alfled C. Fones により養成されました．以来，90余年の歴史を重ね，間もなく100年を迎えようとしています．Dr.Fones は，1906年当時，歯科診療所に歯科の予防処置と保健指導を取り入れるため，自分の診療所で助手として仕事をしていた Mrs.Irene M.Newman に，歯石除去と歯面研磨の歯口清掃術を特別に訓練し，患者さんに行いました．当時は歯科医師以外にそのようなことを行う例がありませんでしたが，1907年に州の法律が改正され，歯科医師でなくとも，特別に訓練した人に限って歯口清掃術等の予防的な処置を行うことが認められることになりました．この法律は，Oral prophylaxis（口腔予防法）を実践する職種を認めた最初の法律です．そして，1913年，Dr.Fones が歯科衛生士養成のための正式なコースをはじめて開設し，その卒業生は翌年州の免許を取得しました．歯科衛生士（Dental Hygienist）という名称も Dr.Fones の命名です（榊原悠紀田郎「歯科衛生士史記」1999 より）．
>
> 現在わが国の歯科衛生士業務は「歯科予防処置」「歯科診療の補助」「歯科保健指導」と大きな3本の柱をもっています．歯科衛生士の免許証にあるマーク（図）は「Hygienist」のHと口腔の調和をあらわす「Harmony」のHをシンボルとし，業務3本柱をあらわす「3人の輪」で包む姿を日本歯科衛生士会が図案化したものです．
>
> 歯科衛生士は，3つの業務を調和させて口腔の健康を保ち，人々のQOLの向上を支援する者であることを忘れずに活躍してほしいという願いがこめられています．

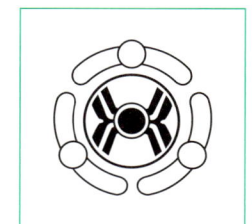

参考文献

Ⅰ，Ⅱ

1) 歯科保健医療研究会：歯科保健関係統計資料．口腔保健協会，東京，2001．
2) 日本口腔衛生学会：歯科衛生の動向．医歯薬出版，東京，2002．
3) 厚生科学研究「口腔保健と全身的な健康状態の関係」運営協議会：8020者のデータバンクの構築について．口腔保健協会，東京，2000．
4) 趣旨と事業の概要：財団法人8020推進財団．2001．
5) 宮武光吉編著：ハンディ社会歯科学第4版．学建書院，東京，1997．
6) 東京都歯科医師会：児童虐待と歯科との関わり―被虐待児童の早期発見―被虐待児童の口腔内調査．2003．
7) 内山亜里美：ペットボトル症候群．小児歯科臨床，7（5），2002．
8) 伊藤公一他編：歯と口の健康百科．医歯薬出版，東京，1998．
9) 植松宏ほか：高齢者歯科ガイドブック．医歯薬出版，東京，2003．
10) 戸田恭司ほか：口腔ケアでいきいき．医歯薬出版，東京，2003．
11) 佐々木洋：口腔の成育をはかる1巻．医歯薬出版，東京，2003．
12) 国民生活センター：2002年版くらしの豆知識．2001．
13) 足立己幸：子どもの健康づくりと食育推進啓発事業―食育に関するプログラム．日本栄養士会，2001より．
14) 新里法子ほか：一時保護された被虐待児童の口腔内状況について．小児歯誌，50（3），237-242，2012．

Ⅲ

1) 近藤喜代太郎：健康科学―医と社会の接点を求めて．放送大学教育振興会，東京，2000．
2) 木下康仁：老人ケアの社会学．医学書院，東京，1989．
3) ローレンスW・グリーン，マーシャルW．クロイター著，神馬征峰ら訳：ヘルスプロモーション　PRECEDE-PROCEEDモデルによる活動の展開．医学書院，東京，1997．
4) 佐藤廣幸ほか：現代社会学講義．有斐閣，東京，1999．
5) 森本　基ほか：口腔保健学．医歯薬出版，東京，2001．
6) 丸井英二ほか：健康科学．医学書院，東京，1999．
7) 日野秀逸：保健活動の歩み．人間・社会・健康，医学書院，東京，1995．
8) 末髙武彦：歯科衛生士のための衛生行政・社会福祉・社会保険．第9版，医歯薬出版，東京，2018，76-78．

索引 INDEX

あ
アクティブ80ヘルスプラン
　　…50
アセスメント…70
アルコール…27
　　──の慢性影響…27
アルマアタ宣言…50
安全な水…9

い
インターネット…38, 39
インフォームドコンセント…70
一次予防…24, 36, 37
一般情報…38
飲酒…26

う
齲蝕…59
　　──と砂糖…59
齲蝕罹患者率…59, 60
運動…25
運動指針…50
運動習慣…21
運動習慣者…21
運動不足…21

え
栄養…25
M字型曲線…10

お
オゾン層の破壊…10
オタワ憲章…50
オプティマル・ヘルス…8
緒方洪庵…7

か
カルチャーセンター…16
介護支援専門員…47

介護保険制度…48
核家族…13
河川の汚染…10
家族…13
　　──と機能…43
　　──と健康支援…42
　　──の構成規模…13
　　──の役割…14, 43
家族観…15
家族構成…11
家族類型…13
価値観…13
環境の変化…9
環境破壊…9
患者さんのことば…69
患者さんのニーズ…69
患者調査…39
漢洋内景説…7
外食産業…20
学問のすすめ…7
学校…15, 16

き
規則…18
喫煙…26
喫煙率…22
規範…18
休養…26
休養指針…51
協働…46
虚弱高齢者…31
虐待…61
　　──の早期発見…61
行政の健康支援…44
QOL…67
　　──の向上…67

く
クオリティーオブライフ…67

口から食べる…64

け
ケアマネージャー…47
経済的な機能…43
結婚…11
健康…6
健康意識…55
健康概念…8
　　──の変遷…7
健康課題…33
　　──高年期…35
　　──少年期…34
　　──青年期…34
　　──壮年期…35
　　──中年期…35
　　──幼年期…33
健康観…6, 7, 8, 33, 36
健康支援…36, 43, 44, 46
　　──の視点…36
健康支援活動…44
健康実現…34
健康習慣…23
健康習慣指数…23
健康寿命…32
　　──の延伸…32
健康情報…38
　　──の活用…38
健康増進…36
健康増進法…27, 37, 46, 52
健康づくりの5つの分野…51
健康づくりの3要素…50
健康度…22
健康日本21…36, 40, 51
　　──における歯・口腔の健康
　　　…56
健康保護…36
現在歯数…55
　　──と健康意識…54

こ

こころの健康…26
公園デビュー…15
後期高齢者…29
口腔…58
　──のケア…64
　──の機能…58
　──の変化…59
　──の2大疾患…58
口腔保健…54, 58, 71
高年期…35
高齢者…30
高齢者人口の推移…30
国民皆保険…47
国民健康・栄養調査…39
国民健康づくり対策…50
国民生活基礎調査…39
個食…66
孤食…66
個人情報の保護…40
子育て支援…17
国家資格…45
孤独な子育て…15
孤立…15
合計特殊出生率…30
誤嚥性肺炎…64
　──の予防…64

さ

サークル…16
サイレントキラー…27
砂糖消費量…59
三次予防…36, 37
三世代世帯…10
在宅…47

し

シルバー人材センター…16
死因…26
歯科衛生士…71
　──の業務…71, 72
　──の役割…57, 68, 70
　──の由来…72
歯科衛生士制度…71
歯科疾患実態調査…39
歯科口腔保健の推進に関する法律
　…56
自然環境破壊…9
自然増加率…30
市町村…17
疾病発見…37
疾病予防…37
児童虐待…15, 61
死亡率…30
社会…13
　──の大きさ…13
　──の構成単位…13
　──の性質…13
社会化…42
　──の機能…43
社会規範…18
社会集団…13
社会情勢の変化…9
社会的健康…36
社会保障…47
　──の変遷…48
社会保障制度…47
集団…13
　──の行動基準…18
出産…11
出生率…29, 30
守秘義務…40
障害調整平均余命…32
小児の肥満…25
少産少死…29
少子高齢社会…15
少年期…34
食育…66
食事…11
　──の欧米化…20
食生活…25
　──の変化…20
食生活指針…51
職場…16
身体活動…25
身体活動量…25
児童虐待…15
若年人口の推移…30
受動喫煙…27
寿命…32
情緒的健康…36
情報…38
情報源…38
女性の社会進出…11
女性の年齢階級別労働力率…10
自立支援…68
人口…29
　──の高齢化…29
　──の年齢構成…29
人口構造の変化…29

す

ストレス…11, 62
　──の影響…62
　──の内容…63
ストレス対策…26
ストレス反応…26
水質安全…9
睡眠…11, 26

せ

生活習慣…20
　──と健康課題…25
　──の変化…20
生活習慣病…25
　──の状況…24
　──の定義…24

──の特徴…24
生活の質…67
生活満足度…14
生産年齢人口…29
青年期…34
西洋事情初編…7
静養の機能…43
摂食・嚥下障害…64
説明責任…70
専門情報…38
　　──の情報源…38
専門職種…45，46
　　──による健康支援…44
前期高齢者…29

そ
ソーシャルサポート…44
壮年期…35

た
ダイエット志向…20
第一次保健医療圏…17
大気汚染…10
高野長英…7
多産少死…29
他職種…46
　　──との連携…46
炭酸飲料…61
単独世帯…14
大家族…13
WHO憲章…7
WHOの健康の定義…7，33

ち
チームケア…46
チーム医療…46
チューブ栄養…64
地域社会…17
　　──と健康支援…44

地域保健…17
地域保健・老人保健事業報告
　　…39
知的健康…36
中年期…35
超高齢社会…30
朝食欠食率…20
直系家族制…13

て
低体重…20
転職…11
電子情報の活用…39
DALE…32

と
統計資料…39
友だち親子…14
道徳…18

な
内臓脂肪症候群…27
仲間…15
仲間集団…15
7つの健康習慣…23

に
二次予防…36，37
日本国憲法第25条…6
認知症…31
21世紀の国民健康づくり…51

ね
寝たきり…31
年齢階級別労働力率…10

は
パラサイト・シングル…14
配属転換…11

白書…39
働く環境…11
歯と健康…54
8020運動…55
8020割合…55

ひ
被虐待児童の口腔内状況…62
非正規雇用…16
肥満…20，25
肥満測定…21
病学通論…7
BMI…21
1人平均齲歯数…60

ふ
フリーター…16
プライマリーヘルスケア…50
ブレスローの健康度…23
夫婦家族制…13
福沢諭吉…7
副流煙…27
普通体重…21
扶養の機能…43
文明論之概略…7

へ
ヘルスプロモーション…50
　　──の特徴…50
ヘルスプロモーション活動…50
ペットボトル症候群…61
平均寿命…29，32
　　──の延伸…29
平均余命…32

ほ
ボトルカリエス…60
ボランティアセンター…17
法律…18

保健サービス…17
保健福祉動向調査…39
母子保健サービス…17
哺乳瓶齲蝕…60

ま
マナー…18

も
モラル…18

や
やせ…20
8つの健康習慣…23

よ
幼年期…33

ら
ライフスキル教育…11
ライフスタイル…10, 29
　　──と健康…10
ライフステージ…33
　　──の変化…11

り
リスク発見…37
リハビリテーション…37
離婚…11
離乳…60

れ
連携のキーワード…70

ろ
労働力調査…10
老年人口…29

【著者略歴】

合場 千佳子(あいば ちかこ)
- 1980年　日本歯科大学附属歯科専門学校卒業
- 1988年　日本歯科大学附属歯科専門学校教務主任
- 1997年　明星大学人文学部卒業
- 2005年　日本歯科大学東京短期大学講師
- 2006年　立教大学異文化コミュニケーション研究科修士課程修了
- 2008年　日本歯科大学東京短期大学准教授
- 2012年　日本歯科大学東京短期大学教授

江田 節子(えだ せつこ)
- 1970年　埼玉県立女子公衆衛生学院（現埼玉県立大学短期大学部）歯科衛生学科卒業
- 1989年　埼玉県立衛生短期大学歯科衛生学科講師
- 1996年　日本女子大学家政学部食物学科卒業
- 2004年　文教大学人間科学研究科生涯学習学専攻修了
- 2005年〜文教大学教育研究所客員研究員
- 2006年　埼玉県立大学保健医療福祉学部健康開発学科口腔保健科学専攻助教授［准教授］（〜2012年まで）

小原 啓子(おばら けいこ)
- 1980年　広島歯科衛生士専門学校卒業
- 同　年　広島県歯科医師会勤務（広島口腔保健センター，広島高等歯科衛生士専門学校担当）（〜2006年3月まで）
- 1990年　同センター主任歯科衛生士
- 2000年　広島歯科衛生士専門学校（現広島高等歯科衛生士専門学校）教務主任
- 2004年　産能大学経営情報学部卒業
- 2006年　広島大学大学院社会科学研究科マネジメント専攻（経営戦略研究室）修了
- 2007年　デンタルタイアップ設立
- 2011年　株式会社デンタルタイアップ設立 代表取締役修士（マネジメント）経営士
- 2014年　神奈川歯科大学短期大学部客員教授（〜2020年まで）
- 2017年　公益社団法人日本歯科衛生士会「歯科衛生士の人材確保・復職支援等に関する検討会」委員

金井 恵美子(かない えみこ)
- 1977年　群馬県歯科衛生専門学校卒業
- 同　年　群馬県高崎保健所勤務
- 1986年　高崎歯科衛生専門学校教務主任
- 1997年　放送大学教養学部卒業
- 2002年　高崎歯科衛生専門学校校長（〜2010年まで）

白鳥 たかみ(しらとり たかみ)
- 1983年　東京歯科大学歯科衛生士専門学校卒業
- 1988年　東京歯科大学歯科衛生士専門学校講師
- 1993年　同校教務主任
- 1999年　放送大学教養学部卒業
- 2017年　東京歯科大学短期大学歯科衛生学科講師（〜2022年まで）

佐藤 美津子(さとう みつこ)
- 1967年　岩手県立歯科衛生士学院卒業
- 1981年　岩手県立衛生学院歯科衛生教員
- 1995年　岩手県立都南の園主任歯科衛生士
- 1996年　日本女子大学家政学部卒業
- 2002年　岩手県立衛生学院歯科衛生学科主任
- 2004年　岩手医科大学歯科衛生専門学校教務主任
- 2005年　岩手県盛岡地方振興局（盛岡保健所）技術副主任兼主査
- 2008年　社団法人（2010年から一般社団法人）岩手県歯科衛生士会会長
- 2013年　一般社団法人岩手県歯科衛生士会監事
- 2017年　一般社団法人岩手県歯科衛生士会顧問（〜2023年まで）

藤原 愛子(ふじはら あいこ)
- 1968年　島根県歯科衛生士学院卒業
- 1972年　女子栄養短期大学卒業
- 同　年　島根県歯科衛生士学院（現島根県歯科技術専門学校）専任講師
- 2000年　佛教大学教育学部卒業
- 2001年　静岡県立大学短期大学部歯科衛生学科教授
- 2004年　放送大学大学院文化科学研究科修了
- 2013年　筑波大学大学院人間総合科学研究科ヒューマン・ケア科学専攻修了
- 2014年　九州看護福祉大学看護福祉学部口腔保健学科教授
- 2017年　静岡県立大学名誉教授

(五十音順)

【編著者略歴】

金澤　紀子
　1964年　福島県立歯科衛生士養成所（現福島県立総合衛生学院歯科衛生学科）卒業
　1984年　日本歯科衛生士会会長（～1992年度まで）
　1992年　財団法人日本口腔保健協会理事
　2002年　日本歯科大学附属歯科専門学校歯科衛生士科（現日本歯科大学東京短期大学歯科衛生学科）非常勤講師
　2003年　社団法人（現公益社団法人）日本歯科衛生士会会長
　2015年　公益社団法人日本歯科衛生士会顧問（～2022年度まで）

末髙　武彦
　1966年　日本大学歯学部卒業
　1970年　同大学大学院歯学研究科修了
　1971年　厚生省医務局歯科衛生課歯科衛生係長
　1972年　厚生省医務局歯科衛生課課長補佐
　1977年　日本歯科大学助教授（現新潟生命歯学部衛生学講座）
　1978年　同大学教授
　1983年　同大学附属新潟専門学校（現日本歯科大学新潟短期大学）歯科衛生士科科長併任（～1988年まで）
　2011年　日本歯科大学名誉教授

歯科衛生士が学ぶPick Upシリーズ
健康と社会　　　　　　　　　　　　ISBN 978-4-263-42153-6

2004年3月25日　第1版第1刷発行
2024年1月20日　第1版第11刷発行

　　　　　編著者　金　澤　紀　子
　　　　　　　　　末　髙　武　彦
　　　　　発行者　白　石　泰　夫
　　　　　発行所　医歯薬出版株式会社
　　　　　〒113-8612　東京都文京区本駒込1-7-10
　　　　　TEL.（03）5395-7638（編集）・7630（販売）
　　　　　FAX.（03）5395-7639（編集）・7633（販売）
　　　　　https://www.ishiyaku.co.jp/
　　　　　郵便振替番号 00190-5-13816

乱丁，落丁の際はお取り替えいたします　　印刷・木元省美堂／製本・愛千製本所
© Ishiyaku Publishers, Inc., 2004. Printed in Japan

本書の複製権・翻訳権・翻案権・上映権・譲渡権・貸与権・公衆送信権（送信可能化権を含む）・口述権は，医歯薬出版㈱が保有します．
本書を無断で複製する行為（コピー，スキャン，デジタルデータ化など）は，「私的使用のための複製」などの著作権法上の限られた例外を除き禁じられています．また私的使用に該当する場合であっても，請負業者等の第三者に依頼し上記の行為を行うことは違法となります．

JCOPY ＜出版者著作権管理機構 委託出版物＞
本書をコピーやスキャン等により複製される場合は，そのつど事前に出版者著作権管理機構（電話 03-5244-5088，FAX 03-5244-5089，e-mail：info@jcopy.or.jp）の許諾を得てください．